発達障害の原因は【お産の現場】にあった！

ゴッドハンド産科医、覚悟の緊急レポート

Childbirth and Developmental Disorders

カンガルーケアと過剰な完全母乳が赤ちゃんの脳をおびやかす

SDGs国際予防医学研究会代表／医学博士
久保田史郎
Shiro Kubota
［著］

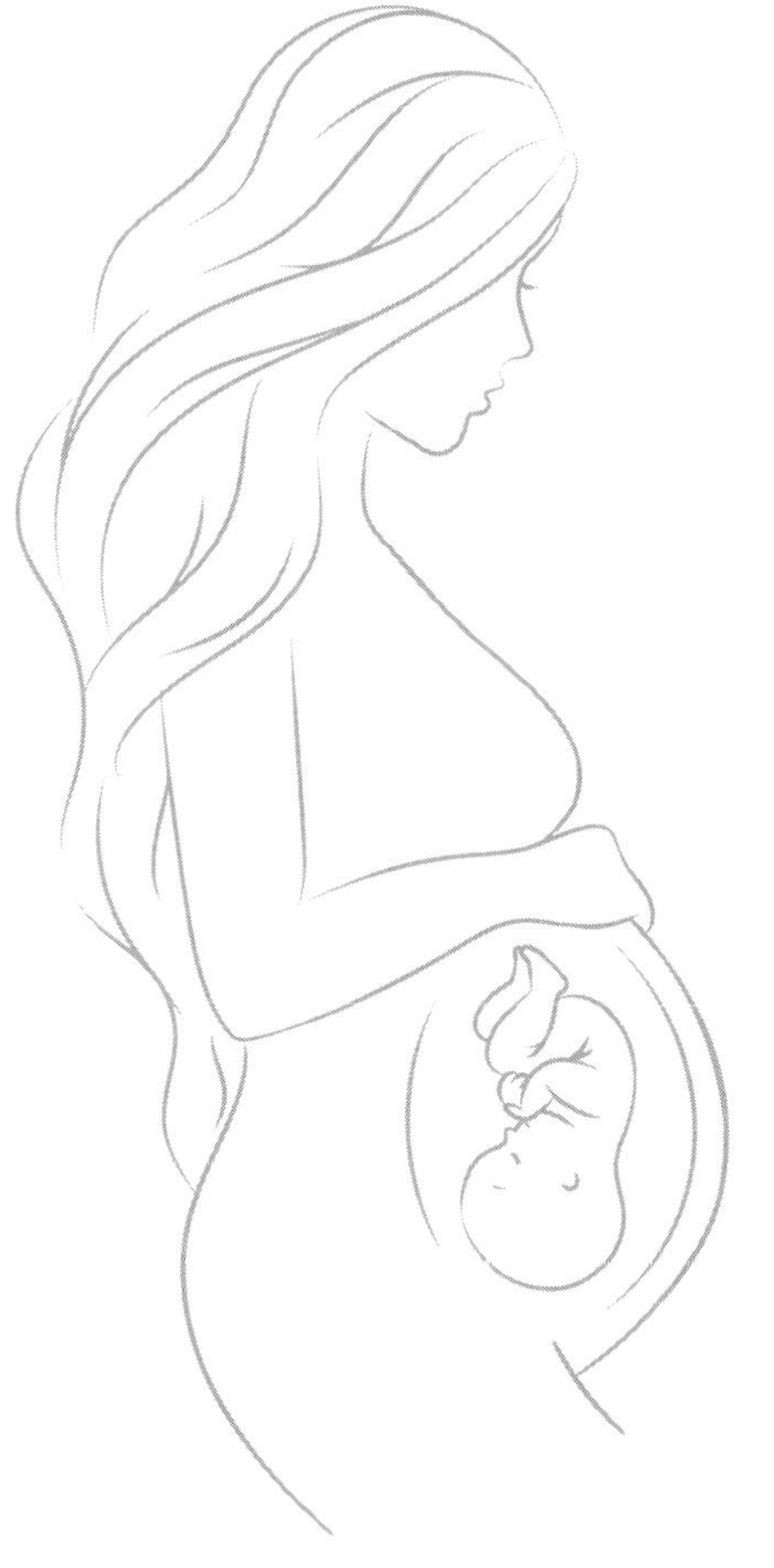

はじめに

発達障がいは個性です。豊かな天分を持ち、それを存分に発揮している人たちがたくさんいます。古今東西の偉大な芸術家や科学者の中にも、発達障がいを持った人が多かったといいます。それを「障害」と呼んでいいものでしょうか。難しい問題です。

けれども、発達障がいを持っていることによる「生きづらさ」に苦しんでいる人たちが、たくさんいることもまた事実です。そのつらさを和らげるために、薬を服用し続けなければいけない人たちもいる。その苦しみ、それは「障害」と言えるのではないでしょうか。それを防ぐことができるとしたら？

防ぐための方法はあります。そのヒントは、思いがけずも、日本の伝統的なお産にありました。
「産湯（うぶゆ）」と「乳母（めのと）」。赤ちゃんの体温を下げないためめの「産湯」と母乳の不足を補う「乳母」です。日本の伝統的なお産には、赤ちゃんを病気から守る科学、すなわち予防医学の知恵が息づいていたのです。

この予防医学に注目したのが、久保田史郎先生です。患者の体温を厳しく管理する麻酔科から医師として出発した久保田先生は、大学病院の産婦人科に移り、生まれたばかりの赤ちゃんの様子を目にして「赤ちゃんは寒さに震えている！」と直感しました。先生はその直感を信じ、ご自分の医院を開業すると同時に、妊婦さんと赤ちゃんの記録を細かく取り始めました。

そして、閉院までの34年の間に約1万6０００人（大学病院時代を含めると2万人以上）の赤ちゃんを取り上げ、そのひとりひとりを見守り、体重発育や体温の変化、血糖値、重症黄疸《おうだん》などに関する臨床データを蓄積していったのです。その信念と根気強さには、本当に驚かされます。その膨大なデータから、久保田先生は発達障害の原因を突き止め、数多くの論文を発表してきました。

この本は、久保田先生の長年の研究の成果である「発達障害はなぜ増えるのか」を、医療関係者や研究者の方々だけでなく、一般の方にも広く知っていただくために、わかりやすくまとめたものです。どうかたくさんの人が、この本を読んでくださいますように。

聞き手　恵良五月

著者　まえがき

近年、「児童虐待」という言葉があちこちで聞かれ、悲惨な事故が起きています。しかし、児童虐待以上に恐ろしいのは、生まれて3日の間に、赤ちゃんを虐待しているかのような寒い環境に置き、さらに出てもいない母乳を無理やりふくませることが問題視されることなく続けられている現状です。そして、この状況が原因で発達障害になる可能性が高まるということです。

赤ちゃんは寒い部屋で生まれると体温が下がります。体温が2℃も3℃も下がるのです。それを産科学教科書は「生理的体温下降」と定義していますが、体温が2℃以上も下がるのはまるで虐待といっても過言ではありません。大人でも、平熱が37℃の人の体温がいきなり35℃に低下すれば、体調を崩し身体に悪影響があるのは明白です。

さらに、赤ちゃんは生まれたとき、へその緒が切断されることで母親からの栄養が途絶え、同時に血糖値が下がり、とても空腹状態に陥ります。「赤ちゃんは3日分の弁当と水筒を持って生まれてくるから、糖水や人工乳なんか飲ませる必要はない」という俗説がありますが、これには科学的根拠が何もありません。この俗説が、小児科医の無責任な発言によって赤ちゃんを飢餓状態に陥れる原因となっているのです。

出産直後から「完全母乳」を徹底して、赤ちゃんに母乳以外を与えないと、赤ちゃんの体重は下がります。他の4本足の動物と違い、人間の母乳分泌は出産後3日間は滲《にじ》む程度しか出ないため、赤ちゃんが飢餓状態になってしまうのです。

一般的には、親からの暴力が虐待だと思われています。しかし、赤ちゃんは生後3〜5日間に、こうして知らず知らずのうちに低体温や飢餓という危険な状態に置かれています。

医学会では「低体温」を「生理的体温下降」、「飢餓による体重の減少」を「生理的体重減少」と呼んでいます。しかし、赤ちゃんにとって出生直後の低体温と飢餓は「生理的現象」ではなく、これこそ赤ちゃんへの〝虐待〟なのです。この生後数日間の飢餓が、発達障害の危険性を高めているのです。

私は「生理的現象」という言葉の裏に潜む、目に見えない非生理的な低血糖症に陥った赤ちゃんと、開業前の1981年に偶然出会っていました。私はこの低血糖症の赤ちゃんと遭遇したことで、日本で発達障害の赤ちゃんが増えることを直感的に危惧《きぐ》しました。私の勘は見事に当たってしまいました。

発達障害はなぜ増えるのでしょうか。それは現代の産科学が、出生直後の低体温と生後3日間の飢餓による〝低血糖症〟を見逃しているからです。厚生労働省によれば、発達障害は「先天的な脳の機能障害」と定義されていますが、これは遺伝によるものではありません。また、母親の愛情不足や母親の教育が悪かったからでもありません。発達障害の根本的な原因は、「お産の現場」にあったのです。

発達障害の危険因子の一つである赤ちゃんの低血糖症は、私が提唱する「久保田式新生児管理法」でほぼ100%防ぐことができます。この本は、その方法を全国の皆様にお伝えするために書きました。

私は病気を防ぐ「予防医学」こそが最先端医療と考え、50年間臨床研究を行ってきました。長年の新生児の体温の研究でわかったのは、発達障害は遺伝ではない、母親のせいでもないということ。そして発達障害を防ぐためには日本の歴史的な「産湯」と「乳母」が大事であるということを赤ちゃんに学びました。

この本を読まれた方は、現代の日本のお産の常識が非常識であることに驚かれるでしょう。その日本のお産の非常識がわかれば、もう怖いものはありません。自信を持ってお産に臨んでください。元気な赤ちゃんを何人でも産んでください。皆さんと一緒に手をつないでがんばりましょう！

２０２５年が予防医学の幕開けとなることを心より祈っています。

令和７年１月11日

ＳＤＧｓ国際予防医学研究会代表
久保田史郎

発達障害の原因は【お産の現場】にあった！　目次

第1部　発達障害で、見過ごされてきた真実とは？

第2部

赤ちゃんの未来を守るための体温管理と、その隠された力

第3部 新生児の飢餓は、現代社会が見落としている深刻な問題

第4部
発達障害を減らし、未来をつくる、少子化対策の斬新アプローチ

聞き手、構成　恵良五月
カバーデザイン　森瑞（4Tune Box）
本文仮名書体　文麗仮名（キャップス）

第1部

発達障害で、見過ごされてきた真実とは？

✻完全母乳の悲劇

「赤ちゃんが生まれて3日の間にお産の現場で虐待のような状況が起こっている」ということを「まえがき」に書きました。

赤ちゃんが生まれて3日間、とくに初産婦のお母さんはほとんど母乳が出ていません。ですから、完全母乳にしてしまうと、赤ちゃんの体重は減ります。日本の産婦人科の教科書では10％まで、厚生労働省は15％までの体重減少を「生理的体重減少」と呼んで許容しています。

お腹の中では、赤ちゃんはへその緒からお母さんの血液を通して糖分や栄養を摂っています。けれども、生まれたときにへその緒を切られる。だから自分で栄養を摂るしかないのに、おっぱいはほとんど出ていないから体重が減ってしまうわけです。

このように栄養不足に陥ると、赤血球が壊れやすくなります。赤血球が壊れると、黄疸の原因となる赤血球の代謝産物（ビリルビン）が増えます。ですから、赤ちゃんが飢餓状態になればなるほど黄疸《おうだん》（皮膚が黄色くなること。重症化すると脳に悪影響を及ぼすこともある）が強くなるのです。

私たちが若いころには、黄疸のことを「飢餓性黄疸」と呼んでいました。しかし、いつのまにか「飢餓性黄疸」とは言わず「生理的黄疸」になってしまいました。

へその緒を切断された赤ちゃんは、糖分の供給も絶たれるため、血糖値が下がります。この新生児の低血糖症は、外からわかるような症状が出ないため、発見されにくいという問題があります。重症の低血糖症であれば、痙攣《けいれん》が起こるためにすぐにわかるのですが、重症にならなければ

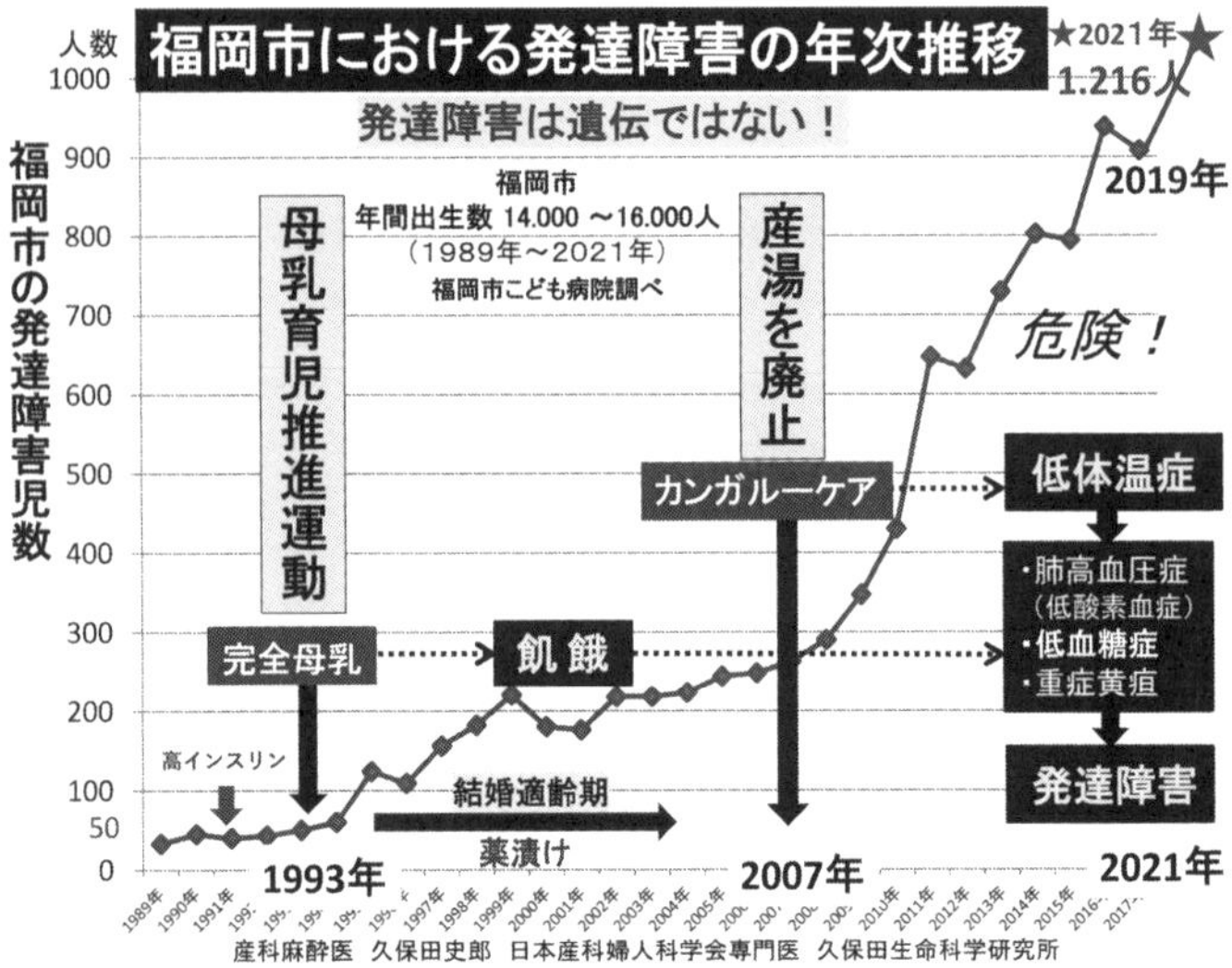

図1：福岡市における発達障害の年次推移

ば無症状なので、見逃されてしまうのです。

ですから、赤ちゃんにはすぐ母乳、人工乳、糖水などを飲ませる必要があります。そうすれば、血液中にブドウ糖が供給され、血糖値が上がります。この糖分が、赤ちゃんの脳神経細胞の発育のための唯一の栄養源になるのです。生まれたばかりの赤ちゃんに低血糖状態、低栄養状態が長時間持続すると、脳に障害をのこす危険性があります。これが発達障害の原因です。

私は、世界保健機関（WHO）が推奨する出産直後からの徹底的な完全母乳が普及すれば日本でも発達障害が増えることを予測していたため、福岡市立こども病院の小児神経科医師に依頼してデータを取り、グラフを作りました（**図1**）。

完全母乳が普及する前は原因不明や先天性の発達障害は50人ほどだったのが、1993年に完全母乳の普及が始まってからまもなく5倍に増えたことがわかります。

✿カンガルーケアで発達障害が増えるのは何故？

分娩直後の低体温症も、発達障害の原因となる「低血糖」を引き起こします。

昔は、赤ちゃんが生まれたらすぐ産湯に入れていました。その目的は何か。それは赤ちゃんを温めて低体温症を防ぐためです。お母さんのお腹の中は38℃なのに、分娩室は約25℃です。13℃も低い環境に生まれてくるのです。

日本の寒い分娩室で、赤ちゃんは寒さに震えています。震え、つまり全身の筋肉を使って激しく泣くことで、自分の体温を維持しようとするわけです。その熱産生のための啼泣《ていきゅう》（筋肉運動）によって、糖分が大量に消費されていき、低血糖症になってしまいます。先にも書いた通り、糖分は脳神経発育のために必要な栄養源なので、低血糖状態が続くと、脳に障害をのこしてしまうのです。それが発達障害の原因です。

カンガルーケアという言葉を聞いたことがあるでしょうか。生まれてすぐの赤ちゃんを、分娩室で母親の胸の上にうつ伏せに乗せて、素肌を接触させながら保育する方法です。日本でも、多くの産院が採用しています。

これは、南米コロンビアの産科病院で始まりました。きっかけは、保育器不足です。当時のコロンビアは経済危機で保育器が足りなかったため、出生体重1500g未満の低出生体重児を母親に抱かせました。その結果、低出生体重児の死亡率が下がり、母親の育児放棄も減少したという報告が発表されました。そこで、WHOは、これを「カンガルー・マザー・ケア・プログラム」と名付け、途上国での低出生体重児の保育法として推進したのです。

その後、先進国でも、カンガルーケアが母子の精神面に与えるメリットだけが強調されるようになりました。そして、WHOが1996年に「正常出産のガイドライン」を発表し、先進国にも出産直後のカンガルーケアを推奨し始めます。そして、日本でも2007年に、厚生労働省が「授乳・離乳の支援ガイド」によって、体重2500g以上の正常体重児に、完全母乳、カンガルーケア、母子同室の3つをセットで行うように指導しました。

日本産婦人科医会幹事（当時）の某医師は、カンガルーケアに「体温上昇作用、血糖値の上昇作用、呼吸循環動態の安定作用がある」と第50回記者懇談会（2012年1月）で発表されていますが、それは真実ではありません。日本の寒い分娩室でのカンガルーケアによる新生児の体温上昇を検証したデータはなく、あるのは私の体温調節に関するデータだけです。カンガルーケア推進派の医師たちがその根拠として引用したのは、アフリカのザンビアでの臨床データでした。日本とはまったく環境が異なる熱帯の発展途上国、空調設備がない温暖なザンビアにおけるデータです。

私は自分の病院でもカンガルーケアを試しました。お母さんの体温は37℃、赤ちゃんは38℃で生まれてきます。38℃の赤ちゃんを37℃のお母さんが抱っこすればあまり変わりません。しかし、体温37℃というのは脳や直腸などで計る中枢深部体温で、母親のお腹の表面の温度はおそらく30℃前後でしょう。

当然ながら、お腹の皮膚温は分娩室の温度に左右されます。分娩室の温度が低ければ低いほど、皮膚温は低下します。

空調の利いた日本の寒い分娩室（約25℃）で、お母さんは産着だけの裸同然の状態でお産をします。お腹の上には汗をかいていて、冷たい空気にさらされて皮膚温度は冷たくなる。その冷たいお腹に生まれたばかりの赤ちゃんを抱っこすると、お母さんは「赤ちゃん、あったかいですね」と驚きます。お母さんは温かい赤ちゃんを抱っこするから気持ちがいいわけです。ところが、赤ちゃんは寒いと言えません。寒いと言えないかわりに「オギャー」と泣くのです。泣いて寒さを訴えているのに、「元気な赤ちゃんが生まれたね」で済まされてしまう。

カンガルーケアが普及すると、発達障害はさらに4倍に増えました。完全母乳前に比べると、20～30倍に増えたことになります。完全母乳もカンガルーケアもしていなければ、発達障害は元の水準のままだったはずです。

日本産婦人科医会（加藤聖子理事長）は、カンガルーケアに「体温上昇作用、血糖値の上昇作用、呼吸循環動態の安定作用がある」とする記者懇談会での発表は間違っていたと記者会見を行うべきです。そして国

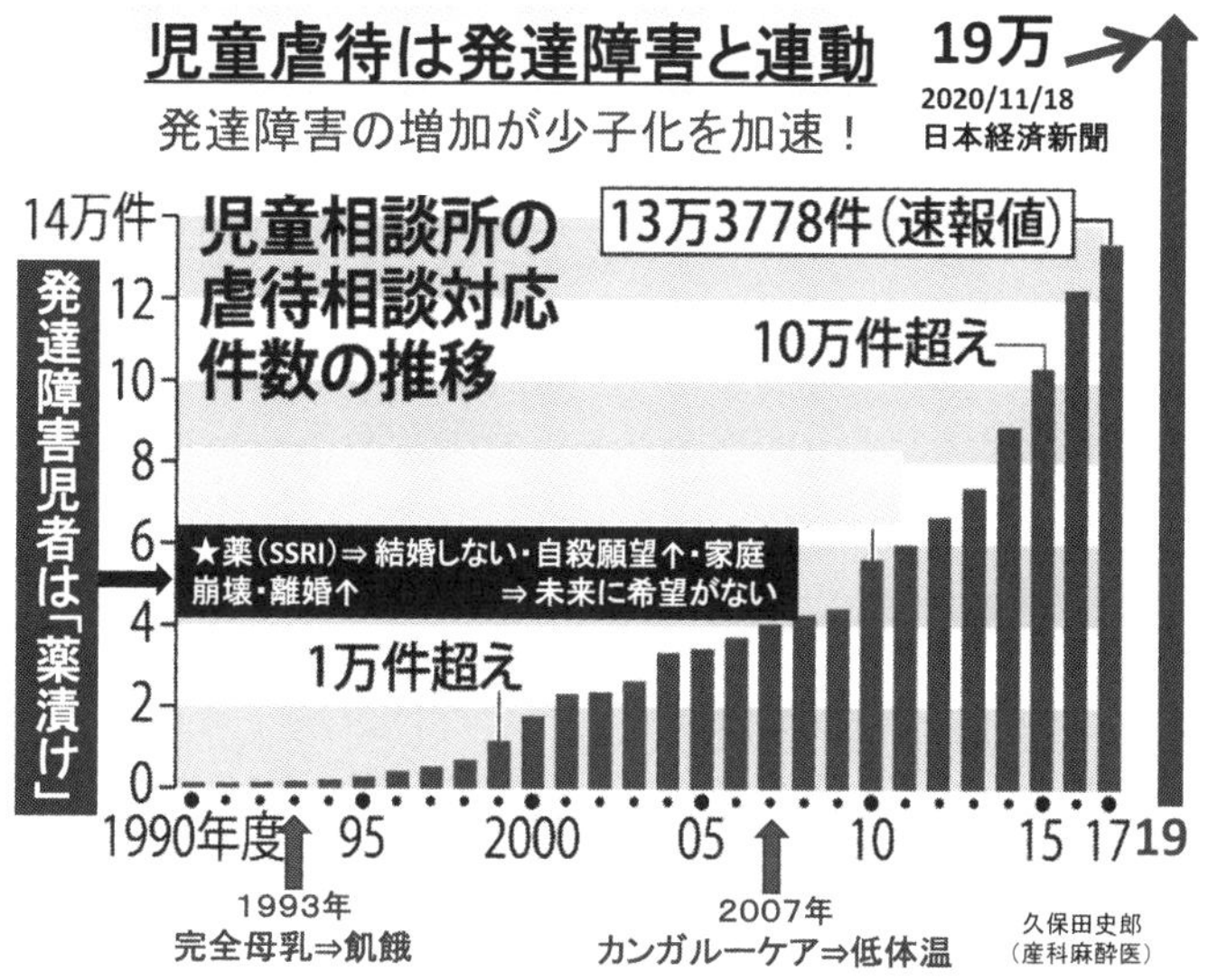

図2：児童虐待は発達障害と連動

民に謝罪すべきです。事実と異なる嘘の発表を放置すると、低体温、低血糖、チアノーゼ（血液中の酸素不足により皮膚が青紫色になること）の赤ちゃんが増え、発達障害、医療的ケア児はさらに増えることになります。発達障害児の増加は児童虐待（図2）、少子化（図3）の加速にも影響する可能性があります。厚労省は、出生直後のカンガルーケア

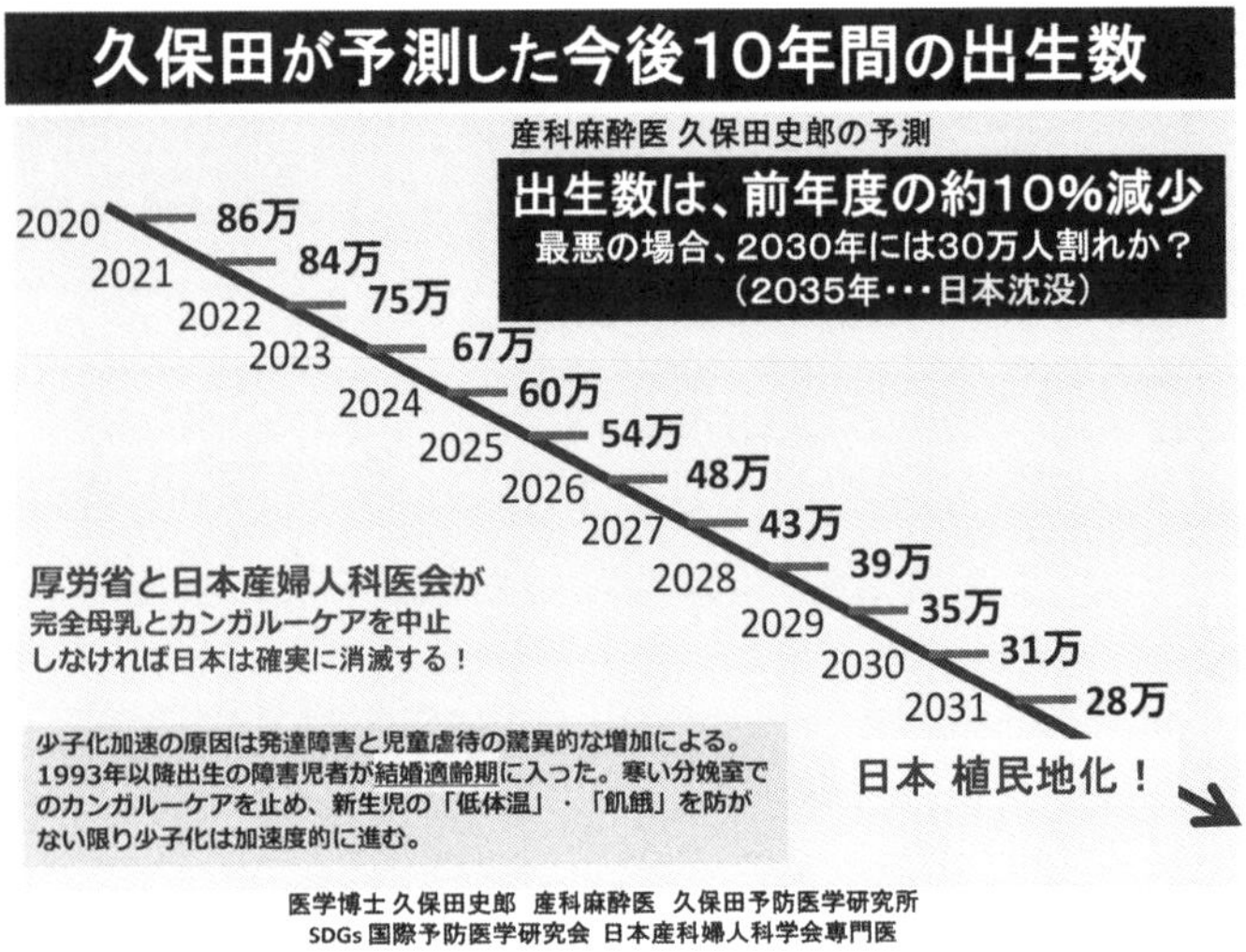

図３：少子化の加速

に「体温上昇作用」が本当にあるかどうかを検証すべきです。もし、体温上昇作用がなければ、血糖値の上昇、呼吸循環動態の安定も絶対にありえません。このままでは発達障害児、医療的ケア児は増え続けます。日本にカンガルーケアが導入されてから、15年間で医療的ケア児は約2倍に増えているのです。

〈医療的ケア児の悲惨なニュース〉

1／8（水）12：25配信のネットニュースより

【2025年1月5日、福岡市のマンションで、人工呼吸器を付けていた7歳の女の子が心肺停止となり、その後死亡した事件で、警察は44歳の母親を殺人の疑いで逮捕しました。捜査関係者によりますと「娘と一緒に死ぬために人工呼吸器を外した」と話しているということです。】

この事件に、私は怒りがこみ上げてきます。

女の子はなぜ医療的ケア児になったのか。もともと先天性の病気があったのか、それともカンガルーケア中に起きた心肺停止事故だったのか、そのどちらかを私は疑います。

寒い分娩室でカンガルーケア中に低体温症に陥り、それが引き金となり肺高血圧症（心肺停止）が起こった可能性があります。出生直後のカンガルーケアは絶対に行ってはいけません。カンガルーケアを中止し、体温管理（保温）を徹底するだけで発達障害や医療的ケア児は激減します。この女の子も、逮捕された母親もあまりにも可哀そうです。

私が日本産婦人科学会九州連合地方部会で「赤ちゃんは震えている」を発表したのは１９９７年、今から28年前のことです。これは完全母乳が始まったころで、まだカンガルーケアは普及していませんでした。当時、どこの産婦人科でも赤ちゃんが生まれたらすぐに産湯に入れていました。産湯に入れていたころには、低体温が原因でトラブルが発生したことは一度もありませんでした。ところが、２００７年にカンガルーケアが導入されると、母親のお腹の上で心肺停止事故が相次ぎました。事故の７割は、カンガルーケアと完全母乳を積極的に行う「赤ちゃんにやさしい病院」（WHOとユニセフ〈国連児童基金〉が認定）に集中して起こっていました。

産湯に入れていたころには問題はなかったのに、産湯を中止し、寒い分娩室でカンガルーケアを始めてから全国各地で心肺停止事故が発生しだしました。心肺停止の原因は出生直後の低体温症による肺高血圧症（チアノーゼ）でしたが、産科医療補償制度の診断では、死因が不明だから乳幼児突然死症候群（SIDS）と考えられると報告されました。心肺停止事故に遭った子どもたちは、その後、医療的ケア児として呼吸器管理で生きています。

福岡で起こった母親による人工呼吸器を外す事件や出生直後の心肺停止事故を繰り返さないためにも、カンガルーケアは絶対にやめるべきです。そして、厚労省は、日本産婦人科医会が記者懇談会（2012年）で発表したカンガルーケアに「体温上昇作用」があるという主張が本当かどうかの検証を急ぐべきであり、カンガルーケアに体温上昇作用がないなら、ＷＨＯとユニセフの「赤ちゃんにやさしい病院」の認定制度をすべて廃止にすべきです。

前の項で書いた通り、福岡市の資料によると、発達障害は母乳育児推進運動の開始（１９９３年）から20〜30倍に増えました。これが先天性と言えるでしょうか？　また、地域によっても発達障害の発生頻度が違います（図４）。この図表は発達障害の原因は先天性の病気ではないことを物語っているのです。

福岡市立こども病院と心身障がい福祉センターの小児科医チームが、平成18年に「発達障害を予防することができるか」という視点から、発達障害と新生児管理について世界的にも例を見ない実態調査を行っています。発達障害の子のカルテを元に、その子がどこの病院で生まれたか

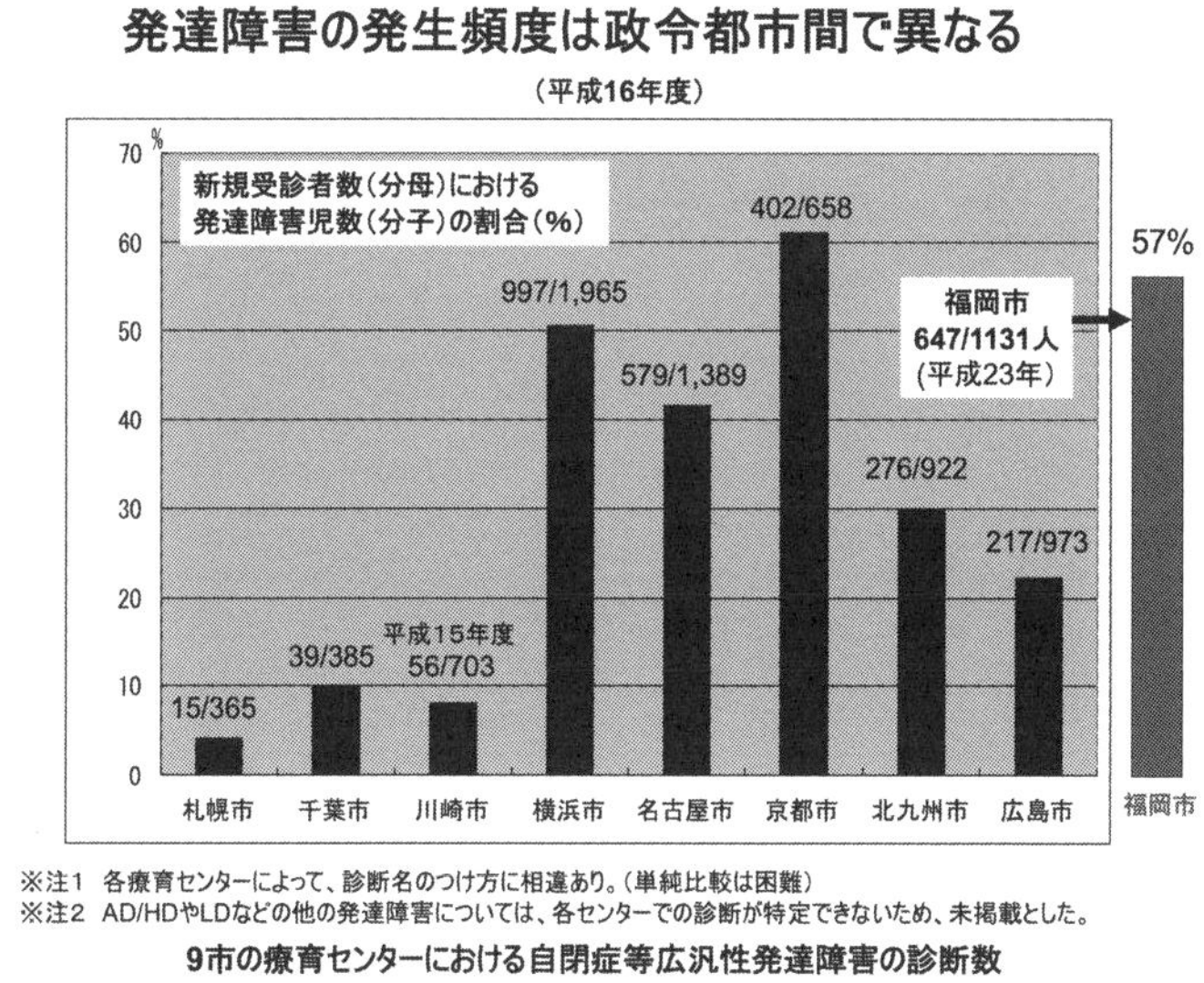

図４：発達障害の発生頻度は政令都市間で異なる

をさかのぼって分析したものです。報告書によると、大学病院、総合病院、個人病院ごとに発達障害の発生率を比較したところ、とくに個人病院では、発達障害の出現率が高い「A病院」と出現率が低い「B病院」に、なんと5倍もの差があることが明らかになりました（図5）。

　同じ規模の病院であるA病院とB病院の違いはどこ

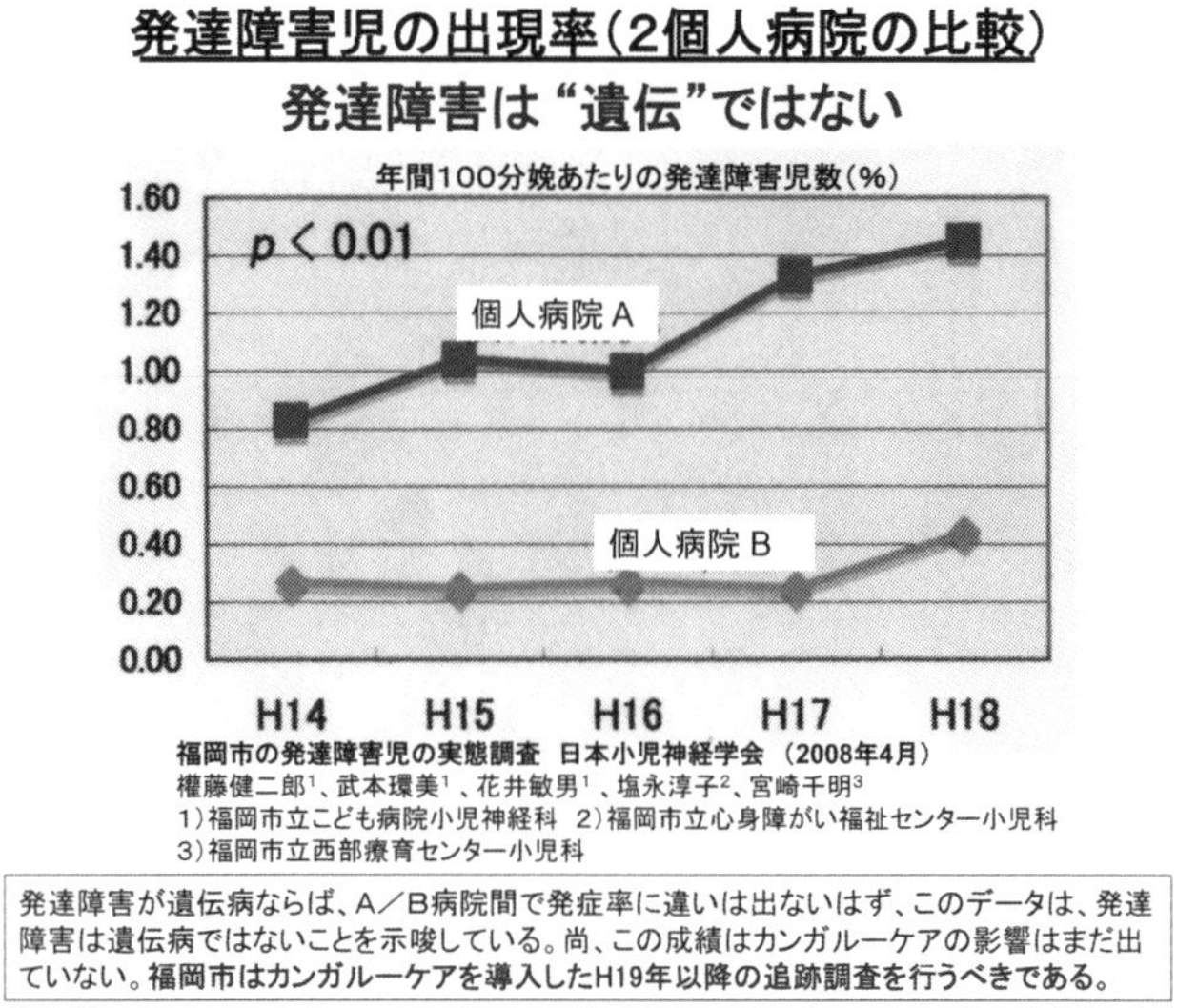

図5：発達障害児の出現率（2個人病院の比較）

にあるのか。それは、A病院は完全母乳であり、B病院は完全母乳ではないというところです。完全母乳だけの影響で5倍になっているのです。ここにカンガルーケアが加わると、さらに4倍に増える。つまり20倍になる。だから、完全母乳とカンガルーケアをやめれば、発達障害はもともとの水準に戻るはずなのです。

このことから、発達障害

の大部分は先天的な脳の機能障害ではないということがわかります。5%ほどは先天性であっても、残りの95%は、出生直後の低体温症と生後3〜5日間の飢餓を防ぐことによって予防できることになるのです。

それをどうして始めようとしないのか。

それは、WHOが推奨しているからといって、これまで「完全母乳」と「カンガルーケア」を推進してきた厚生労働省がこれを認めると、補償の問題になってしまうと恐れているからではないかと考えられます。

✿WHOが完全母乳推奨に踏み切った理由

母乳育児推進運動のきっかけは、WHOによるアフリカの飢餓救援活動の失敗でした。

1970年代、飢餓に直面するアフリカの子どもたちを救うため、WHOとユニセフが中心となり、粉ミルクと哺乳瓶を贈りました。けれども、その結果、子どもの感染症が爆発的に増えてしまったのです。原因は、粉ミルクではありません。水です。アフリカの母親たちは、不衛生な川や井戸の水で粉ミルクを溶き、哺乳瓶もその水で洗っていました。それで感染症が拡大してしまいました。

WHOとユニセフは、その教訓から、74年に母乳育児推進運動を展開します。母乳育児推進は、水道の普及率が低く、水の衛生状態が悪い発展途上国を対象としたものだったのです。

それが先進国にも広がったのは、母乳が赤ちゃんの免疫力を高め、母子の絆を強くするという利点が注目されるようになり、89年にWHOとユニセフが「母乳育児を成功させるための10カ条」を発表したためです。

日本でも、93年に厚生省が「10カ条」に基づく母乳育児推進キャンペーンの後援に乗り出し、完全母乳主義が全国に広がっていきました。そして、「10カ条」を忠実に実践する病院は「赤ちゃんにやさしい病院」として認定されるようになりました。

母乳には免疫力を高める物質が含まれていて、赤ちゃんが病気になりにくくなるなどのさまざまな長所があることは間違いありません。私も母乳には賛成です。けれども、母乳以外与えてはいけないというのは、大きなリスクが伴うことも事実です。

日本の完全母乳推進の裏に隠された真実

アメリカで母乳育児が始まったのは1975年です。日本は93年ですから、日本よりアメリカが20年ほど早く始めたわけです。ところが、アメリカでは母乳育児が始まってから自閉症の子どもが増えてきました。

にもかかわらず、国や日本小児科学会、日本産婦人科医会、日本助産師会は母乳育児を推進しました。完全母乳を勧めるために、科学的根拠は何もないのに「赤ちゃんは3日分の水筒と弁当を持って生まれてくるから、たとえ3日間母乳が出なくても、慌てて人工乳を飲ませる必要はない」と言いました。それが30年以上、続けられてきたわけです。

それだけではありません。人工乳は悪者扱いにされました。人工乳を飲ませるとアトピーになる、校内暴力の原因になる、乳幼児突発死症候群（SIDS）の原因になるなどと言われたのです。そうして、瞬く間に完全母乳が広がっていきました。

私は、いずれも人工乳が原因ではないという証拠を見つけなければなりませんでした。そして、本当の原因を突き止めたのです。

アトピーは水道の塩素が主原因であり、乳幼児突発死症候群（SID

S）は着せ過ぎなどで起こる熱中症（うつ熱）、そして校内暴力は生まれてからの3日間に赤ちゃんがさらされる飢餓状態による発達障害が原因だと私は見ています。「SIDSのメカニズム」をネットで検索すると、私の論文が最初に出てきます。アメリカの検索サイトでもトップにランクされています。しかし、日本のSIDS学会、厚労省は私の論文を無視しています。

母子手帳でも、SIDSは原因不明の病気であり、その危険因子として人工乳・うつ伏せ寝・タバコの三つが記載されています。しかし、一番危険な「着せすぎ」に注意は一言もありません。

こうして人工ミルクをSIDSの危険因子とする誤った発表により、完全母乳哺育は急速に始まったのですが、これには非常に大きな問題があるのではないでしょうか。厚労省はSIDSの定義の見直しを早急に行うべきです。カンガルーケア中に心肺停止事故にあった医療的ケア児の子どもさんも原因不明の病気（ＳＩＤＳ）と診断されていました。これは許せません。

人工乳を飲ませても、決してＳＩＤＳ、校内暴力、アトピーの原因にはなりません。安心して飲ませてください。母子手帳も見直すべきです。

✻発達障害の原因——知られざる要因を探る

発達障害の原因としては、長らく「遺伝」や「ワクチン」が挙げられてきました。アメリカではとくにワクチン説が強く、ワクチンに含まれる水銀が発達障害の原因だと言われたりもしました。

そして、発達障害が急激に増えたことから、横浜市がワクチンを全面的に中止しました。ですが、発達障害は増え続けました。

最近では2500g以下の低出生体重児が増えてきました。こうした未熟児が増えたことが発達障害増加の原因ではないかと疑われましたが、そんなことはありません。発達障害という観点で見れば、実は、大きい赤ちゃんの方が危険で、小さい赤ちゃんの方が安全なのです。

それは、低出生体重児は保育器に入れられるためです。そして、低血糖を防ぐために点滴をされます。ですから、低体温にもならないし、低血糖にもならないのです。未熟児が増えても発達障害は増えないという論文がすでに出されています。

✿赤ちゃんの糖尿病リスク——誰も教えてくれない高インスリン血症

発達障害の原因の中で、先天性と思われるようなものがあります。それは、赤ちゃんの糖尿病です。「高インスリン血症児」と呼ばれます。インスリンとは膵臓《すいぞう》から分泌されるホルモンで、血糖値を一定に保つ働きがあります。高インスリン血症の赤ちゃんは、インスリン値が正常より高く、血糖値のコントロールがうまくできません。普段からカロリーの高い食事ばかりしている家系や肥満の家系では、お母さんが糖尿病でなくても、子宮内の胎児が糖尿病（高インスリン血症）になっていることがあります。

昔はよく、裕福な家庭に発達障害の子が多いと言われていました。それは、お母さんの食生活が関係するからです。夕食後に果物やケーキなどのデザートを食べる習慣のある妊婦さんは、子宮内の胎児を高インスリン血症に陥らせてしまいます。

糖分は胎児に運ばれますが、お母さんのインスリンは胎児には運ばれません。そこで、赤ちゃんは自分で血糖値の調節をするために、膵臓を大きくして、インスリン濃度を高めようとするのです。そうやって、過剰なカロリー摂取によって上昇した血糖値を下げるべくインスリン濃度を高めているのに、出生によって突然お母さんからの糖分が絶たれるので、低血糖症になってしまうというメカニズムです。

高インスリン血症の原因は、その他に、帝王切開で出産する場合に行うブドウ糖入りの点滴があります。帝王切開で出産する場合、手術前の12時間は水も食事もとることができませんから、栄養補給のためにブドウ糖入りの点滴をします。点滴によって一時的に母親の血糖値が上がると、ブドウ糖が胎盤を通じて胎児に送られます。このとき、胎児の身体の中では、上がり過ぎた血糖値を抑えるためにインスリンが分泌されます。そうやって、インスリンで血糖値を下げているところに、出生によってへその緒を切られ、母親からのブドウ糖の供給が止まってしまうのですから、出生直後の赤ちゃんは低血糖状態に陥ってしまうというわけ

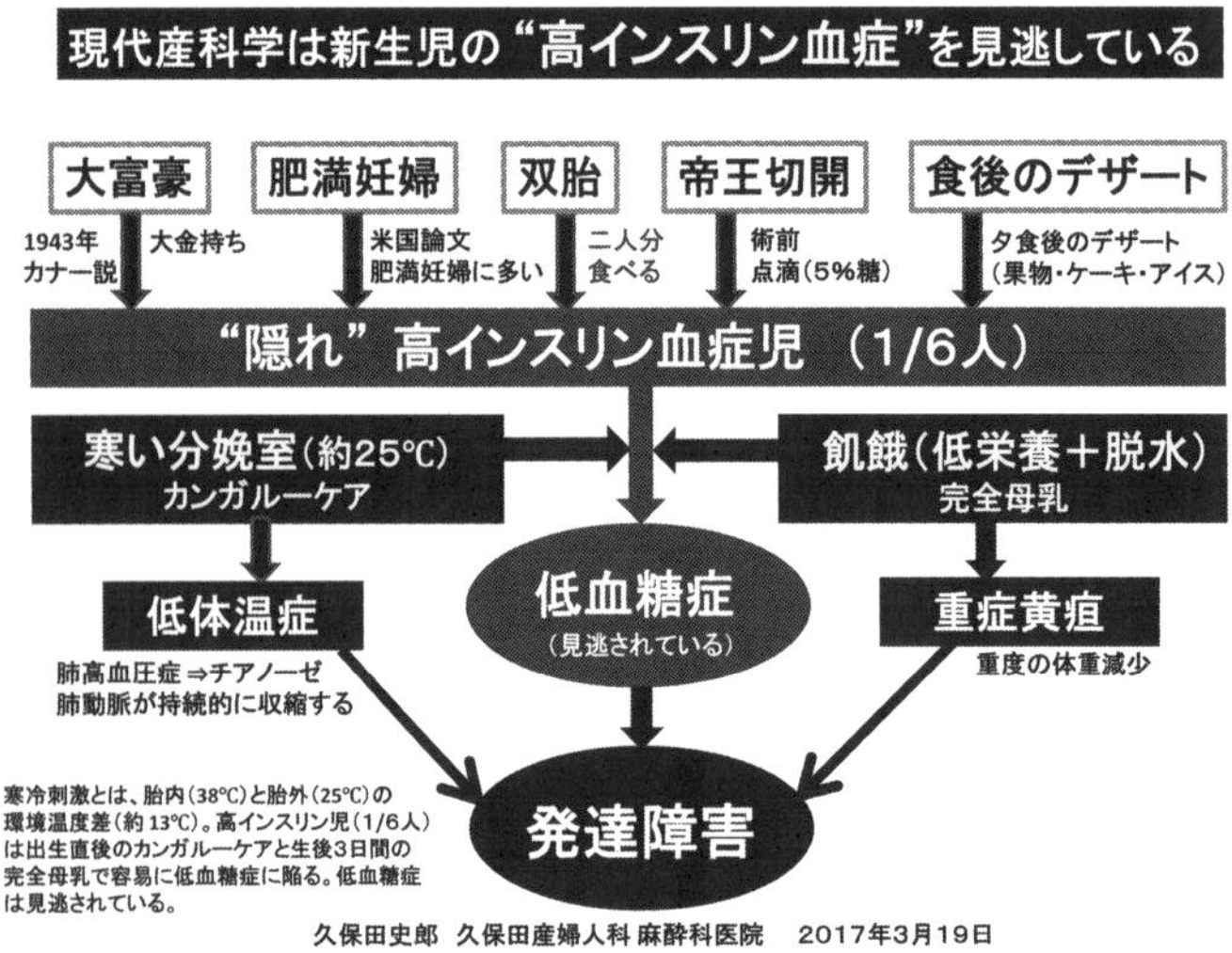

図６：現代産科学は新生児の高インスリン血症を見逃しています

です（図６）。

　高インスリン血症児の母親がカンガルーケア（低体温）と完全母乳（飢餓）を積極的に実践する「赤ちゃんにやさしい病院」でお産をすると、赤ちゃんはほぼ間違いなく低血糖症に陥ります。脳への影響は「低血糖」の持続時間と重症度に左右されます。発達障害を防ぐためにも太りすぎは防ぎましょう。そしてカンガルーケアと完全母乳をしない病院を選んでください。

正常分娩であり、体重も正常で、母親にも糖尿病はないなど、事前の情報からは低血糖症のリスクが見当たらないのに「隠れた低血糖症リスク」を抱えている赤ちゃんもいます。それが高インスリン血症の赤ちゃんです。

お母さんが糖尿病ならば、子宮内の胎児も糖尿病になっているはずだから、生まれたらすぐに血糖検査をして、砂糖水を飲ませなければいけないとわかっている。ですから、糖尿病のお母さんから生まれる赤ちゃんは、逆に安全です。

健康に見える赤ちゃんの中から、低血糖になりやすい隠れたリスクを抱えている赤ちゃんをどうやって見分けるか、というのが問題です。そこで、私は正常に生まれた新生児の中に、そのリスクを抱えた赤ちゃんがどのくらいの割合でいるのか、調査しました。

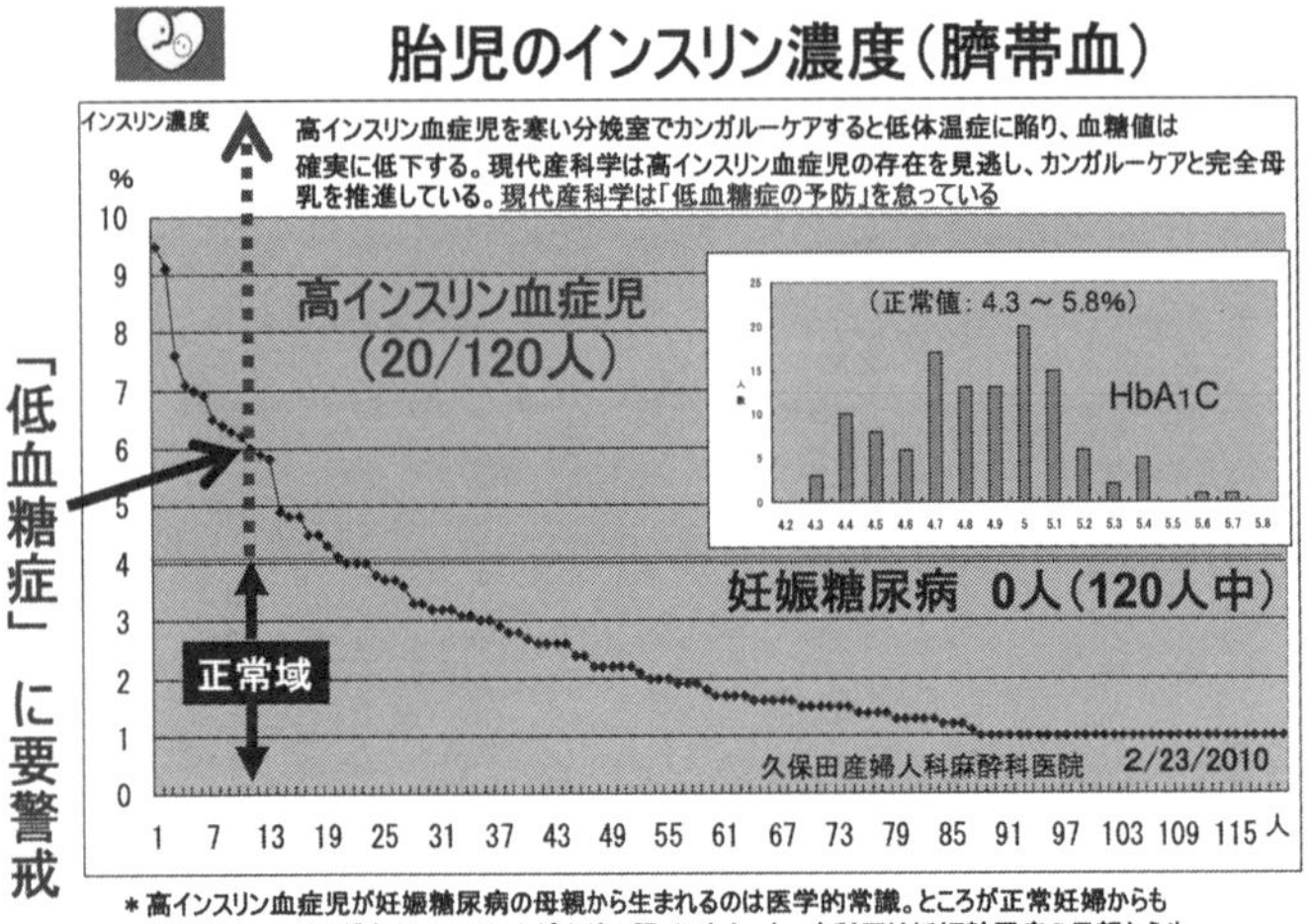

＊高インスリン血症児が妊娠糖尿病の母親から生まれるのは医学的常識。ところが正常妊婦からも20人（120人中）が生まれていることが当院の調べでわかった。産科医は妊娠糖尿病の母親から生まれる赤ちゃんは低血糖症に注意するが、それ以外の高インスリン血症児は見逃され、児は低血糖症に陥っている。新生児低血糖症をなくさない限り、発達障害は防げない（久保田史郎）。

図７：胎児のインスリン濃度

妊娠糖尿病のない母親から正常分娩で生まれた赤ちゃん１２０人を対象に、へその緒に残った胎児の血液である臍《さい》帯《たい》血《けつ》から新生児のインスリン濃度を測り、どんな分布になっているか調べました。インスリンには血糖値を下げる働きがあるため、インスリン濃度を測ることで、低血糖に陥るリスクを見つけられるからです。この調査によって、インスリン濃度が正常値より高く、血糖値を下げてしまう「高インスリン血症」の赤ちゃんが20人にのぼることがわかりました。正常に生まれた赤ちゃんの「6人に1人」という割合でした（図7）。

これは、肥満を防ぐための運動療法、妊婦水泳、栄養指導を行っている私の病院でとったデータですので、栄養管理を行っていないところでは、3人に1人くらい高インスリン血症になっているかもしれません。

正常に生まれた赤ちゃんの6人に1人が高インスリン血症だったわけだから、それを防ぐためには、生まれてくるすべての赤ちゃんに高インスリン血症の可能性があるとして対処しなければならない。それが久保田式の予防医学です。

✻日本のお産常識に一石を投じる！　新しい出産のあり方

日本のお産の非常識を変えるためには、日本の産婦人科学会の制度を根本から見直さなければなりません。

まず産科と婦人科を分ける必要があります。婦人科医というのは、お産の専門家ではありません。がんや良性腫瘍、不妊症などの慢性疾患が専門です。

私は産科の医者です。産婦人科医の中でも、お産を中心に勉強してきた医者です。産婦人科医ですが、がんや不妊症の治療はまったくできません。今、日本では、お産の専門家である産科医不足が進んでいます。

産科医不足が進むと、増えるのが院内助産院です。院内助産院では、

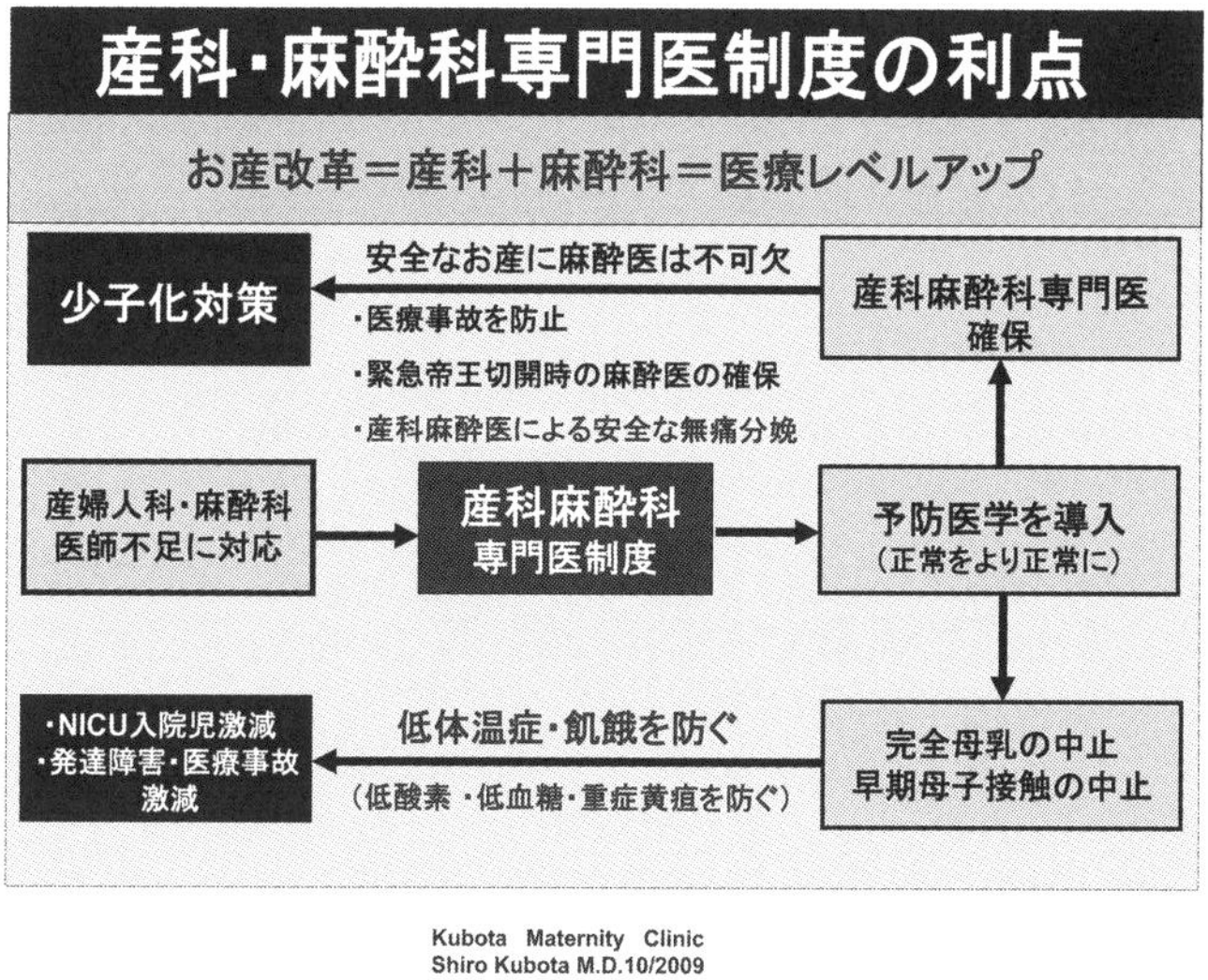

図８：産科・麻酔科専門医制度の利点

産科医は助産師が困ったときの下請けをしているのです。事故が起きそうになってから、あるいは事故が起きてから産科医が呼ばれ、たとえ一命を取り留められても、障害をのこしてしまう危険があります。

産科医不足は、医療事故や障害児を増やすだけでなく、少子化対策にも悪影響を及ぼします。母子の全身管理と救急医療が専門の麻酔科医の資格を産科医に取らせる新制度を作ることによって、麻酔科医不足、新生児集中治療室（NICU）不足、新生児科医不足が劇的に改善されます。産科医が麻酔科医の資格を取ることによって、医療レベルが格段に上がるからです（図8）。

そして、助産師の他に、産科看護師制度の導入も必要と考えています。産科看護師というのは、産科医が教育した看護師さんです。助産師は、助産師さんだけから教育を受けています。

私は、出生直後からの完全母乳と寒い分娩室でのカンガルーケアを「良し」と考える助産師教育そのものを見直さなければ、発達障害が増加し続けると考えています。現代の助産師さんは「赤ちゃんは3日分の水筒と弁当を持って生まれてくる」と信じ、15％までの体重減少を「生理的体重減少」と本気で考えています。そう教育されてきているからです。助産師さんたちがその間違いを「正しいもの」と信じきっていることとは、出生直後の赤ちゃんの脳発達にとって大変危険です。この助産師教育を根本的に見直さなければ、発達障害や医療的なケアの必要な子どもたちが、これからも確実に増え続けます。

昔の産婆さんは、赤ちゃんの冷え性を防ぐために部屋の温度を上げ、生まれてすぐに産湯に入れていました。産婆さんは、みずからの経験から、赤ちゃんをより元気にするための科学を学んでいたのです。現代の助産師さんは、その姿勢を見習うべきです。

現代の産科学は、生まれてすぐの赤ちゃんに見られる初期嘔吐《おうと》や低血糖、黄疸などの適応障害を生理的現象と考えていますが、実際は、分娩室の温度が寒過ぎるために引き起こされた非生理的な現象です。現代の産科学は、あろうことか、生まれてすぐの赤ちゃんの体温管理を怠り、わざわざ病気を作って、それを治療しているのです。医療費が増え、NICU不足、新生児科医不足が進むのは、周産期医療に予防医学の概念がまったくないからです。

✻日本のお産は安全ではない

ここで、非常に重要な資料をご紹介しましょう。第49回「日本母性衛生学会総会」の教育講演（2008年11月）で、国立成育医療センター周産期診療部産科医長（当時）の久保隆彦先生が発表された資料からの抜粋です。

日本のお産は安全ではない

いつから「日本のお産は安全」という神話が流布されたのか？　お

産の現場で毎日働く多くの周産期医療従事者にとって予測できない突然起こる分娩時大量出血、母児救急を経験する度に「お産は怖い」ことを実感する。しかし、妊婦は脳天気なマタニティー雑誌や宗教にも近い自然分娩回帰カリスマ達によって分娩の持つ怖さはオブラートに包まれ快適なお産のみかのように洗脳されている。こういったことが間違った認識を生み出しているのだろう。

確かに、日本の母体死亡は戦後急速に減少し、世界最高のレベルとなった。この快挙の理由は、分娩場所が自宅・助産所から診療所・病院に移行したことと、日本特有のコンビニ産科（開業医産科医と看護師による全国のどこでもアクセスが良いお産形態）と一次施設に起こった母児救急に対して速やかに搬送可能な二次・三次施設の余裕に他ならない。だが、その素晴らしいシステムが危機に陥っている。「看護師内診問題」で多数の一次診療所が分娩から撤退した。「福島県立大野病院事件」で産科のマンパワーが減少した。この2つのことにより、一次・二次分娩施設は姿を消し、周産期医療体制ピラミッドは崩壊し、三次施設に分娩は集中し、本来三次施設が担わなければならないハイリスク妊娠・分娩あるいは母児救急受け入れが困難となった。

しかし、今日本は奇妙な方向に向かおうとしている。産科医が減少すれば助産師の権限を強化し、助産所で分娩を行えばよいという政策である。戦後のあの高い妊産婦死亡率、暗黒の周産期医療成績の象徴であった助産所分娩に戻ることは狂気といえる。まだ10年前なら助産所からの緊急母児搬送を三次施設が受け入れたので、考えられるオプションだったが、当センターでも助産所からだということで優先的な搬送受け入れはできず、これは全国の基幹周産期センター同様である。

さらに、日本産婦人科医会が行なった助産所から母体・新生児搬送された母児の予後は悲惨なものであった。医療が不可能な施設での分娩は危険といわざるを得ない。しかも、世界で最も安全に助産所分娩を行っているオランダでのリファー率（助産所でリスクを見つけ病院に紹介する率）は50～70％と高率であるが、わが国の助産所からのリファー率はわずか7％に過ぎず、日本の助産所での妊婦のリスク認知率・発見率は低いといわざるを得ない。演者が日本産婦人科学会で行なった全国調査で、わが国のいかなる妊婦でも250人に1人は分娩で死にいたるアクシデントに遭遇し、その半数は大量出血によるものだった。迅速な輸血ができない場所での分娩を本当に妊婦が望むのであろうか。今国民は真剣にお産について考えなければならない。

第2部では、第1部に書いてきた発達障害の予防法の中でも「赤ちゃんの体温管理の大切さ」に焦点を当て、具体例を挙げながらもっと詳しく解説したいと思います。

第2部

赤ちゃんの未来を守るための体温管理と、その隠された力

私は、3代続く医者の家系に生まれました。父も2人の兄も産婦人科医です。

実家の病院では、出産のときに大量のお湯を沸かし、冬でも汗だくになりながら赤ん坊を取り上げる父の姿を見て育ちました。それは、かつて日本中どこでも見られた出産の風景です。大量のお湯を沸かすのは、保育器がない時代、とくに冬場に、蒸気で産室の温度と湿度を上げるためです。そして、産湯は、赤ちゃんを洗うというよりも、赤ちゃんを温めるためのもので、保育器の役割を果たしていました。けれども、日本の伝統的な「産湯」は、日本周産期・新生児医学会ほか7学会が発表した「『早期母子接触』実施の留意点」によって、2012年に廃止されてしまったのです。

✿体温管理が赤ちゃんの運命を左右する！赤ちゃんを守る新常識

私は麻酔科出身の産婦人科医です。麻酔科というのは、体温に大変気を遣《つか》うところです。体温についてしっかり勉強してきた私は、初めてのお産に立ち会ったとき、赤ちゃんが目をつぶり、紫色の唇をし、手をグーにして身を縮めているのを見て、「赤ちゃんは寒さに震えている。これは温めなければいけない」と直感しました。

まだカンガルーケアもなかったころですが、そこから私の研究は始まったわけです。体温の研究を始めたのは1974年、約50年前です（図9）。

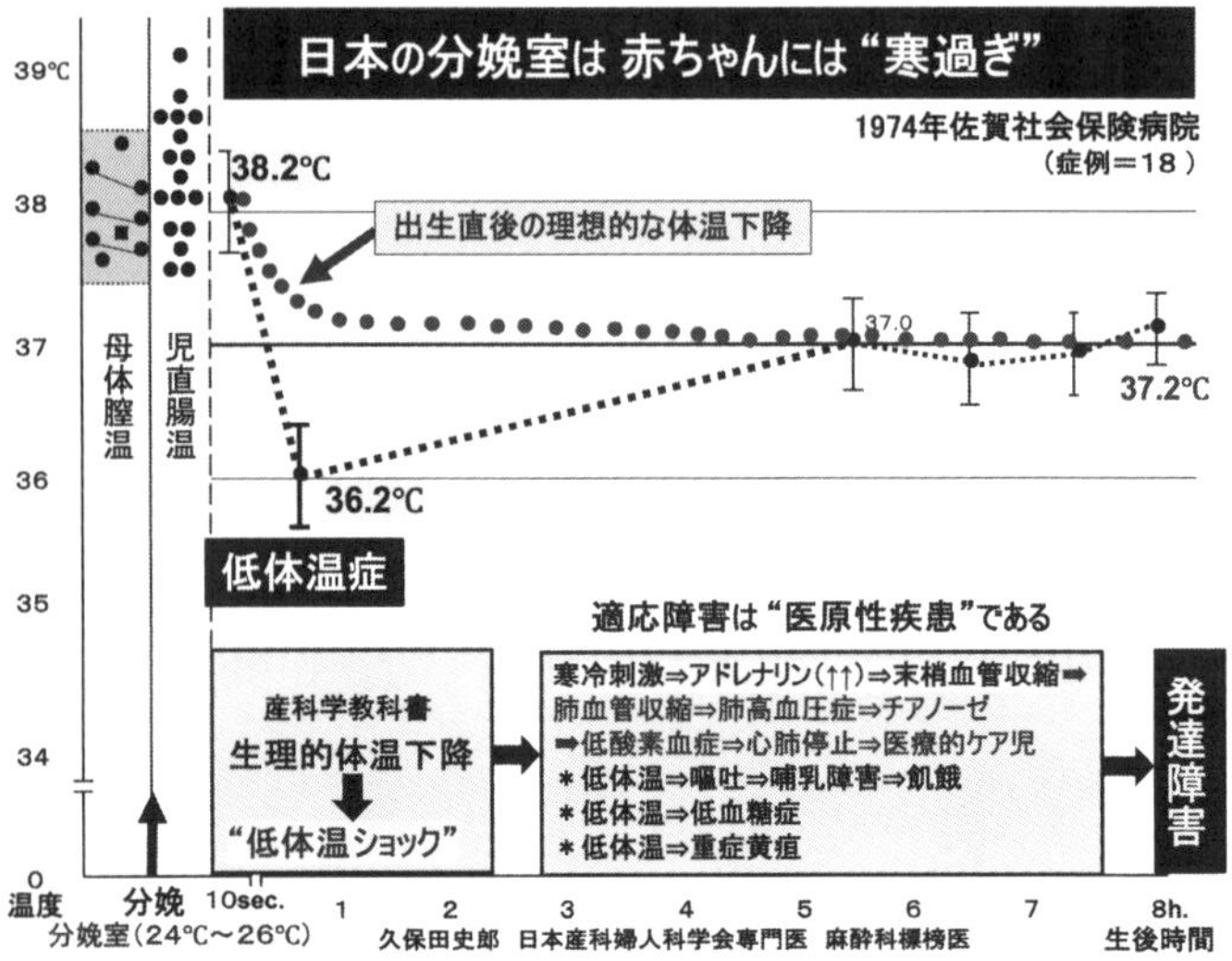

図９：日本の分娩室は赤ちゃんには寒過ぎる

なぜ赤ちゃんが寒いかというと、お腹の中の胎児は、平均38℃の羊水の中にいます。日本の分娩室は、赤ちゃんではなくて洋服を着た大人にとって快適な温度、25℃前後に調節されています。赤ちゃんは38℃から13℃も寒い25℃の部屋に生まれてくるわけですから、当然、寒さに震えています。

私は麻酔科医の視点から、

「赤ちゃんを温めたらどうか」と思い、保育器に入れて、30℃、32℃、34℃と保育器の温度を徐々に上げてみました。保育器内温度を34℃に設定してあげると、赤ちゃんがすぐ目を開けました。握りしめていた手も開きました。身体もリラックスしている。手足もよく動く。

さらに詳しく観察すると、保育器に入れた赤ちゃんが指しゃぶりを始めたのです。これは「お腹がすいた」「おっぱいが欲しい」というシグナルです。赤ちゃんが15分もしないうちに指しゃぶりを始めたため、私は生後1時間目から砂糖水を飲ませました。

それを見た私の先輩は、「そんなに早く飲ませちゃいけない。吐くよ。吐いたら誤嚥《ごえん》して肺に入るからやめなさい」と言いました。産科の教科書では確かにそう書かれています。でも、私は麻酔科の医者だから、赤ちゃんの状態を見て飲ませるべきだと思って飲ませ続けました。すると、1人も吐かないし、便がたっぷり出るのです。顔も紫色になりません。

驚くことに保育器に入れた赤ちゃんからは重症黄疸が1人も出ませんでした。

このとき私は、「医学博士の論文はこれでやろう」と心に決めました。博士論文というのは通常は教授がテーマを決めるものでしたが、私はそうではありませんでした。これで日本から重症黄疸の赤ちゃんが減れば、脳性麻痺の子どもが少なくなる。その想いだけでした。

かつては、日本の脳性麻痺の原因は重症黄疸がほとんどでした。当時、黄疸の治療法はほとんどなくて、血液を入れかえる交換輸血を行っていました。最近は光線療法といって、保育器の中で紫外線を当てています。それで良くはなりますが、黄疸が出てから治すよりも、黄疸が出ないようにする方がより重要です。生後2時間の保温によって初期嘔吐や重症黄疸がなくなったことから、いつの間にか私の頭の中に「正常をより正常にする」という予防医学の概念が芽生えていました。

赤ちゃんは震えている～温度調整でスクスク～

1997年5月17日、『朝日新聞』夕刊の1面で私の産院での取り組みが大きく紹介されました。

「温かい子宮の中から空調の利いた分娩室へ出るのは、まるで海水浴でいきなり冷たい海水に飛び込むようなもの。福岡市の開業医がこのことに気付き、温度低下を緩やかにする方法でお産に取り組んできた。黄疸症状がほとんどでない。産後の生理的な体重減少率も普通よりかなり低いなどの好結果を生んでおり、新生児の初期保育の試みとして高い評価を受けている。同市で開かれる日本産婦人科学会九州連合地方部会で、十年間に取り扱った約五千の臨床データを発表する。

この医師は、福岡市中央区平尾二丁目で産婦人科医院を開く医学博士久保田史郎さん(52)。出産直後の温度調整の取り組みは、勤務医だった二十年ほど前に、たまたま出合った逆子のお産がきっかけだった。子宮にいた胎児のお尻に体温計を入れて体温を測ったら、38・5℃。数年かけて体温データを集めた。平均すると体内では体温約38℃だが、生まれて一時間で約36℃に下

朝日新聞　1997年5月17日

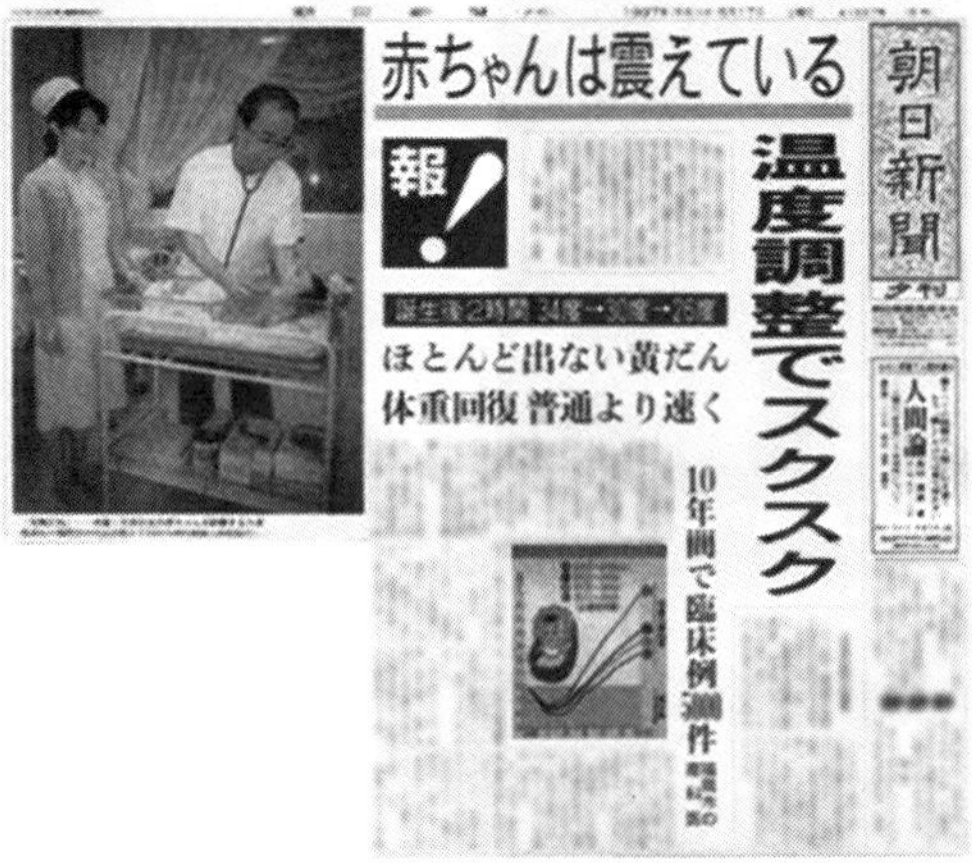
朝日新聞

赤ちゃんは震えている

報!

温度調整でスクスク

ほとんど出ない黄だん
体重回復 普通より速く

がった。分娩室は体内に比べ約13℃も室温が低く、急激な変化が影響していた。『赤ちゃんは出産と同時に、一種の低体温ショックを受ける。温度を段階的に下げ慣らしていけば、赤ちゃんが寒さで身を縮こまらせることもなくなるのではないか』と考えた。そこで、1983年に開業した時から、出産後すぐに赤ちゃんを保育器にいれ、最初の一時間は34℃、次の一時間は30℃に保ち、二時間後に室温26℃の新生児室に移している。

この一時的な温度調整で、赤ちゃんは産後すぐに目をあけて顔色はピンクになり、指をしゃぶりはじめるという。元気な赤ちゃんは「食欲」も旺盛だ。生後一時間目には低血糖を予防するため糖水を飲ませ、四時間目に直接母乳をふくませ、赤ちゃんが欲しがって足りない分は人工乳で補った。糖水で赤ちゃんの腸が刺激され、黄疸の一因にもなる胎便がたっぷりでるという効果もあった」

記事では、私が開業後の86年から10年間にわたり収集・分析した5083例の出産データ（早産などは除く）についても触れられています。

「目立った点は、重症だと脳に障害をおこす恐れもある黄疸が、ほとんど出なかったことだ。普通は生後4日目ぐらいで体が黄色くなる症状がでて、治療が必要な高い「黄疸値」になる割合も20％ほどになるという。これが臨床データでは約1・5％。出産後の赤ちゃんは生理的に体重が一時減る。普通は5〜10％マイナスになるが、この減少率も2％以内にとどまった。また減少後、3日から4日で生まれた時の体重に回復し、これも普通の約1週間に比べて速いペースだ」

この記事の終わりで私が語った「産科麻酔医として、お母さんは安産で、赤ちゃんは元気に、というお産に取り組んできた。五千例が示すデータは、私に対する赤ちゃんのメッセージだと受け止めています」という想いは四半世紀後の今も変わりません。。

50年前、鹿児島市立病院で生まれた日本初の五つ子をチームで担当した池ノ上克《つよむ》・九州医療科学大学長はこうおっしゃっています。

「出産直後の赤ちゃんは胎外の環境に適応していくため、脂肪を燃やすなど非常に多くのエネルギーを使います。この時期に基礎的な体温を維持することは新生児にとって重要な要素で、産後の環境温度を微調節していく方法は適切だと思います。生理的な体重減少が少ないなどの結果が出たのも、そうした取り組みの成果ではないでしょうか」

✿急激な環境温度の低下で赤ちゃんは低体温ショックに

実際に赤ちゃんの体温はどれくらい下がるのか。

生まれたばかりの赤ちゃんの体温は、平均38・2℃です。そこから2℃から3℃下がるわけです。30分以内に2℃から3℃も下がるというのは「低体温ショック」の状態と言えます。

2018年9月、福岡市で高校生の運動会が行われていました。外気温は30℃でした。ところが、突然雨が降り始めて突風が吹き、外気温が急激に24℃まで下がりました。気温が6℃下がったわけです。たった6℃下がっただけで、一番元気盛りの高校生が低体温症で病院に担ぎ込まれました。しかも1人や2人ではなく、何十人も運ばれたのです。それなのに、赤ちゃんはお母さんの胎内から分娩室に生まれてきて、環境温度が13℃も下がるのです。当然、赤ちゃんは低体温ショックの状態に陥っていると考えるべきです。出生直後のチアノーゼ・初期嘔吐・低血糖・胎便排泄の遅延・重症黄疸は生理的現象ではなく、低体温ショックに陥っていた証拠です。34℃の保育器に入れると、これらの非生理的な症状はまったく見られません。

人間の自律神経系は、急激な環境温度の変化についていけません。昔はよく海水浴で、学校の先生が「すぐに飛び込むなよ。心臓麻痺を起こすぞ。足から浸かって、冷たさに慣れてから泳ぎ始めなさい」と指導しました。〝徐々に〟慣らさなければいけないのです。

通常、体温は生まれて30分ぐらいで2℃から3℃下がります。体温が36℃を切るわけで、赤ちゃんは自分で体温を上げなければいけません。体温を上げるためにどうするかというと、熱産生するためにワーッと泣くわけです。泣くということは筋肉運動です。筋肉運動で熱を産生させるのです。

一方で、泣くことによる熱産生だけでは足りないので、放熱を防ごうとします。そのために血管をギューッと収縮させるのです。人間の身体は、血管を収縮させることによって熱の放出を防ぎ、開くことによって放出を増やします。だから夏の暑いときは、血管が開いて汗が出てくるのです。

体温調節は、筋肉を震わせることによって熱を産生します。筋肉を弛緩させると熱産生が抑えられます。その一方で、血管は収縮することで放熱を防ぎ、開くことで放熱を促進します。

寒すぎる部屋にいつまでも置かれると、赤ちゃんは体温を維持しようとして、手足を縮めて懸命に泣き続けます。このとき、身体の中では血管収縮ホルモンであるアドレナリンが分泌され、手足の末梢血管を収縮させて熱が奪われるのを防ぎます。ところが、このアドレナリンは、体温の維持には有利に働きますが、呼吸循環機能にはマイナスに働くのです。

アドレナリンが分泌され続けると、手足の末梢血管だけでなく、肺の血管まで収縮させ、心臓から肺に向かう経路が狭くなって血液の流れを妨げてしまうためです。そうなると、肺で新しい酸素を受け取ることができなくなり、呼吸障害を引き起こして、赤ちゃんを危険な状態にしてしまいます。全身が紫色になってしまうチアノーゼという症状が出るのは、この酸素欠乏状態が原因なのです。

現在、医療的ケア児が予想以上に多くなったのに驚いていますが、これも低体温症が原因です。生後の2時間に保温するだけで、医療的ケアが必要な状態を生む大きな原因のひとつである肺高血圧症（肺動脈の流れが悪化することで心臓と肺に機能障害が起きる症状）はほぼ完全に防げるのに残念です。

カンガルーケア中の心肺停止事故は明らかな医原性疾患です。ところが、産科医療補償制度はカンガルーケア中の心肺停止事故は原因不明だから乳幼児突然死症候群（ＳＩＤＳ）だと診断して患者家族を誤魔化す始末、とにかく日本産婦人科医会の発表はでたらめです。

✻寒い分娩室で出生直後に行うカンガルーケアは百害あって一利なし

カンガルーケアでは、赤ちゃんが生まれたらすぐにお母さんに抱っこさせます。そうすると、ほとんどの赤ちゃんは顔色が紫色になります（チアノーゼ）。なぜ紫色になるのかを詳しく説明します。

子宮の中の胎児は、肺で呼吸していません。酸素はお母さんから来るので、肺は閉じています。肺に行く血管も閉じているのです。肺で呼吸しなくても死なないのは、お母さんからへその緒を通して酸素が来ているからです。けれども、生まれたら自分で呼吸しなければいけません。だから、赤ちゃんは生まれたと同時に肺の血管もパッと開かなければいけないのです。そのとき、心臓から肺に行く血管が収縮していれば、血液は肺に行くことができません。

前の項でも述べた通り、寒いところに生まれた赤ちゃんの身体は、体温が下がらないように自分を保温しなければいけません。そこで正常体温を維持するために手足の末梢血管が収縮します。だから手足が冷たくなるのです。赤ちゃんは生きるために肺を開かなければいけないけれども、手足の血管が開いたら体温が下がってしまうので手足の血管は閉じる。この矛盾によって、不都合が起こります。

体温調節、呼吸循環などのすべての臓器の調節は自律神経系（アドレナリンの分泌）が決めています。一番理想的なのは、手足の末梢血管は閉じ、肺の血管が開いてくれることです。保温のために手足の末梢血管は収縮し、なおかつ呼吸をするために肺の血管は開く。そうであれば自律神経系は万能機能です。

ところが、血管はすべて連動しているので、足の血管が収縮すれば、肺の血管も収縮します。足の血管が開けば、肺の血管も開くということになるのです。つまり、人間の自律神経系は、呼吸循環の調節よりも体温を調節するための血管収縮を優先するということです。自律神経系は、環境温度によって体温調節をまず優先します。このことが、世界の教科書にはまだ書かれていません。

赤ちゃんが生まれて、カンガルーケアをすると体温が下がります。赤ちゃんは体温を維持するために末梢血管を収縮させます。末梢血管が収縮すると同時に、肺の血管も収縮するわけです。体温調節を優先するから肺の血管も収縮してしまい、心臓から肺に血液が行きません。そして、肺を通らないでそのまま大動脈に入るという循環（胎児循環）になるわけです。肺を通っていないから、酸素交換ができていない。これが、チアノーゼの原因です。

カンガルーケア中に赤ちゃんが心肺停止を起こすことがあるのは、胎児循環で肺を通っていない血液がガス交換をされないまま大動脈に入ってきて、肺高血圧症になってしまうことが原因です。

私のこの体温の研究で一番大事なことは、「自律神経系は万能ではない」ということです。自律神経は、体温調節を優先します。体温調節を優先するために、その二次的な作用で呼吸循環に副作用があるということなのです。

✿危険信号！ 見逃される新生児の低血糖

生まれた直後の部屋が寒すぎると、赤ちゃんは熱産生のためにワーッと泣きます。そうするとエネルギーをたくさん使うため、糖分が消費されます。糖分が消費されると、血糖値が下がります。大人であれば、低血糖になったらチョコレートを食べることができますが、赤ちゃんは低血糖になったことを母親に知らせることができません。

黄疸や低酸素血症は、顔を見ればわかります。顔が黄色くなっていれば黄疸、顔が紫色になっていれば低酸素血症です。しかし、低血糖の赤ちゃんには症状が現れません。血液を検査しない限り、低血糖という診断はつかないため、見逃されてしまうわけです。

発達障害や脳性麻痺の原因はさまざまですが、かつては最も多い原因が低酸素血症でした。しかし、現在ではモニター技術の発達により、赤ちゃんが低酸素になると心拍数などに異常が現れるため、早期に発見して帝王切開を行うことができるようになりました。そのため、最近では低酸素血症による脳障害はかなり減少しています。

重症黄疸は顔が黄色くなるためわかりやすく、治療が行われます。重症黄疸の発生率も低下してきましたが、完全母乳育児を行う場合には増える傾向にあります。

それに対し、完全に見逃されているのが低血糖症なのです。低血糖症の原因には、赤ちゃんの糖尿病（高インスリン血症）、寒さ、そして飢餓があります。

約10年前、雪山で医師とその子どもがスキーに出かけて亡くなられた際の話です。帰り道に迷い、戻れなくなりました。すぐに帰る予定だったため非常食を持っておらず、2人は寒さに震えることになりました。このとき、もしチョコレートがあれば低血糖は防げたでしょう。しかし、糖分を補給するものを何も持っていなかったため、低血糖が進行しました。低血糖になると、自律神経系がガソリンのない車のエンジンのように機能しなくなります。つまり、その親子は低血糖症に陥り、自律神経が正常に働かなくなったため凍死されたのです。

✿赤ちゃんの体温管理に革命を——最新研究が明かす秘訣

体温の研究をもっと精密にするために、私は足の血管が閉じたり開いたりするところを見たいと思いました。

普通、体温というのはわきの下や口腔内、あるいは直腸で測りますが、

出生直後の新生児の体温調節のメカニズム

放熱抑制（末梢血管収縮）＋産熱亢進（啼泣）

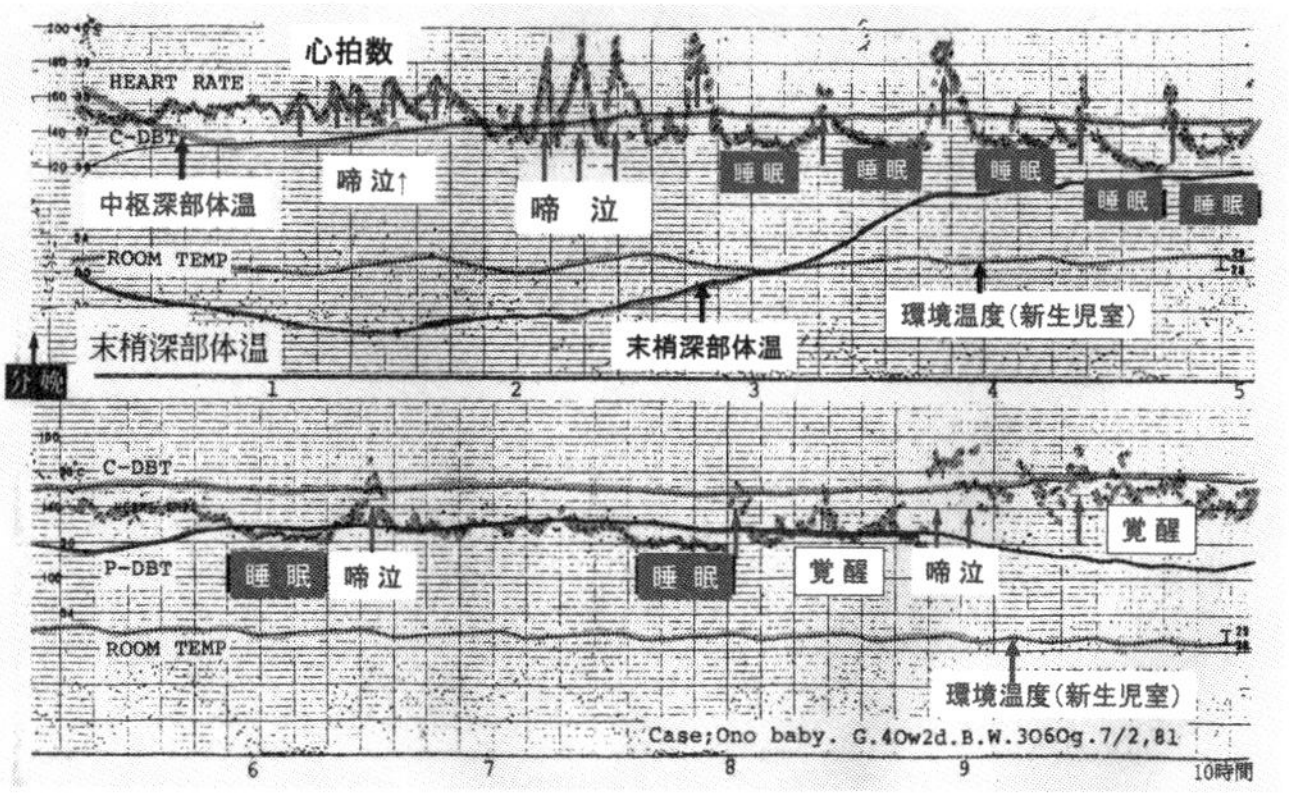

図10：新生児の体温調節のメカニズム

それだけでは中枢深部体温しかわかりません。体温調節がどのように行われているのかを見るためには、アドレナリンがどのように働いているのかを調べる必要があります。

アドレナリンが出ると血管が収縮します。そのため、寒い分娩室では足の体温が下がります。赤ちゃんは、生まれると足（足底部）の体温が30度を切るくらいまで下がります。寒冷刺激（胎内と胎外の環境温度差）を受けた赤ちゃんは放熱を防ぐために末梢血管を収縮させ、さらに熱産生を高めるために全身の筋肉を使って産声をあげます。つまり、放熱抑制と熱産生亢進《こうしん》という二つの体温調節機構を働かせることによって、徐々に正常体温（37℃）に戻っていくのです（図10）。

私の研究の一番のテーマは、中枢体温と末梢体温、そして心拍数を測定することによって、赤ちゃんがどのようなメカニズムで低体温から恒温状態になっていくのかを明らかにすることでした。この研究が認められ、私は九州大学から医学博士号を授与されました。私が体温に詳しいのは「体温博士」だからです。

体重3000gで元気よく生まれた赤ちゃんの事例を見てみましょう。このとき私は、赤ちゃんの中枢体温、末梢体温、心拍数をモニターしていました。しかし、私はモニターをつけただけで注意深く観察していま

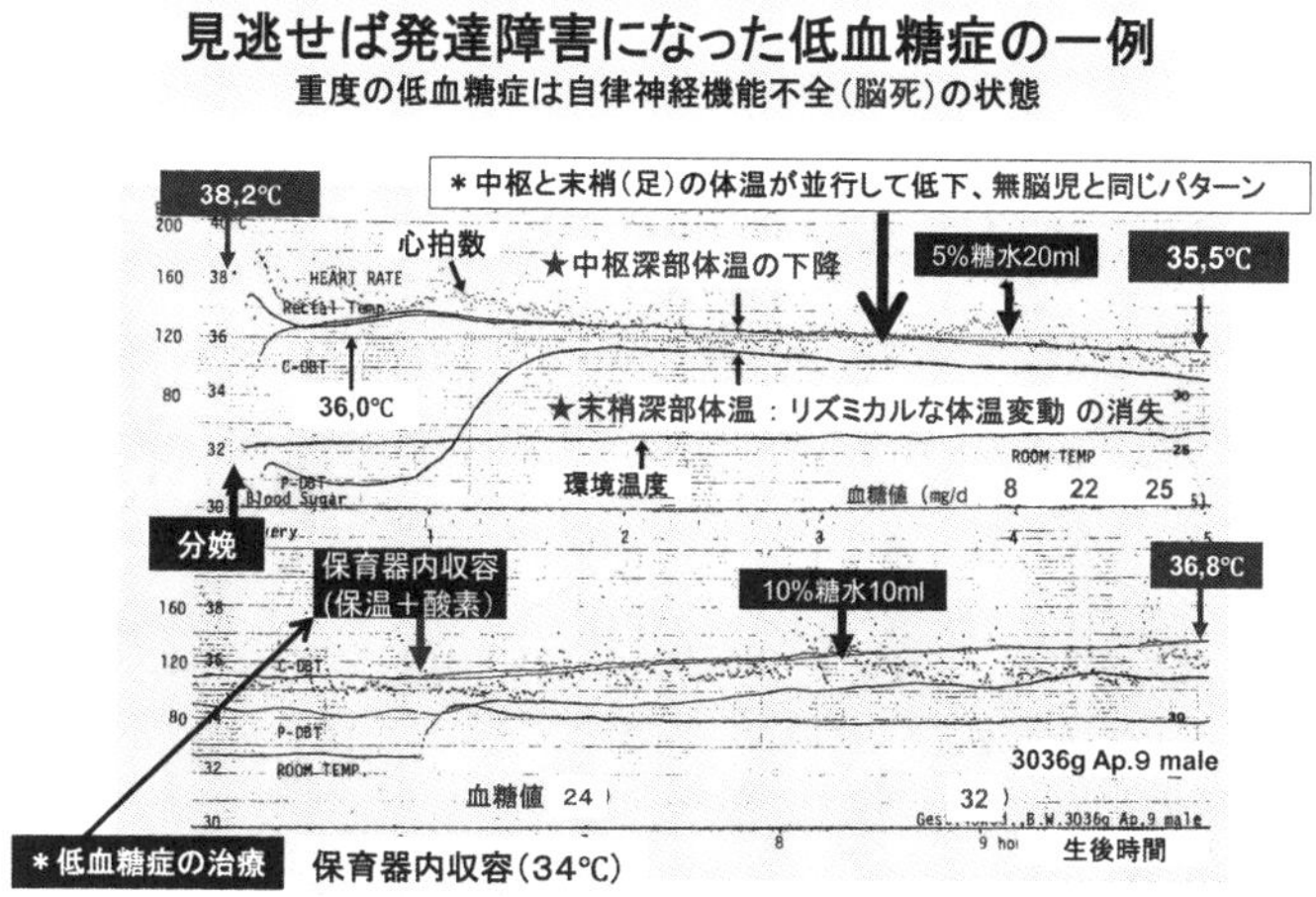

図11：見逃せば発達障害になった低血糖症の一例

せんでした。すると、看護師さんが「先生、体温が下がりっぱなしです。今までのパターンと違います」と報告に来ました。

普通、体温が下がったら、手足の末梢血管は収縮しなければいけません。それが全然見られない。血管が収縮しようとせず、中枢（頭部）の温度と末梢（足底部）の温度が並行して下がり、38・2℃あった体温が5時間後には35・5℃になっていました（図11）。

これはガソリン不足、つまり低血糖だと直感して、すぐに血糖検査を行いました。普通は、大人の血糖値よりも10％ぐらい低い60～70㎎／dℓが新生児の正常な血糖値です。生まれたばかりの赤ちゃんはへその緒を切断されることで血糖値が一時的に下がりますが、それでも50㎎／dℓ以下になってはいけません。それが、検査してみたところ8㎎／dℓになっていました。

慌てて保育器に入れ、砂糖水を飲ませました。飲ませ続けた結果、血糖値が30㎎／dℓ近くまで上がり、体温も上がり始めました。もし私が体温モニターをつけていなければ、この赤ちゃんの血糖値は8を切り、5、さらには0近くにまで下がっていたことでしょう。その場合、痙攣を起こし、脳神経に障害が起きていたかもしれません。体温モニターのおかげで低血糖を早期に発見することができ、間一髪で原因不明の脳障害を免れたのです。

1981年、この症例との偶然の出会いがきっかけで、「原因不明の脳障害（発達障害）は低血糖症が原因ではないか」という仮説を立てました。このときから、自閉症も低血糖が原因ではないかと考え、低血糖症の原因や、それを防ぐには何に注意すればよいのかを研究してきました。研究を始めて約45年が経ちますが、私は自閉症の原因が低血糖症・重症黄疸であることに間違いないと確信しています。

私はこのことを2015年3月12日に自由民主党本部で行われた障害児者問題調査会で、「日本が抱える問題点——産科医の立場から、日本の将来を考える——」と題して、発達障害の原因と予防法について詳しく報告しました。出席者は内閣府から2名、文部科学省から3名、厚生労働省から3名、その他国会議員が約30名位出席されていました。それから10年経ちましたが、発達障害の周産期側からの研究はほとんど進んでいません。つまり自民党では医療の改革は何もできないということです。このままでは日本は必ず崩壊します。

✻保育器の中で何が起こっているのか？　体温管理の新時代

現実問題として、赤ちゃんの体温は胎内にいるときよりも2℃から3℃下がっています。そのため、赤ちゃんは体温を上げるためにギャーッと泣き、血管が収縮します。これまで述べてきた通り、赤ちゃんにとって寒過ぎる環境は低血糖症や低酸素血症の原因となります。ですから、私は麻酔科の視点から、「徐々に」外気温に慣らしていくべきだと考えました。

赤ちゃんを保育器に入れて、保育器の温度を少しずつ下げ、赤ちゃんの体温を37℃に一定に保つようにしました。私が赤ちゃんを保育器に入れて糖水を飲ませてみると、赤ちゃんはよく飲みます。しかも、1人も吐きません。保育器に入れなければ、飲んだとしても吐いてしまいます。それは「生理的初期嘔吐」とされていますが、麻酔科の視点から見ると、低体温ショックです。私は開業当初から障害児を防ぐための久保田式新生児管理法の助産録を作り、この方法を実践してきたため、現在では1万6000人分のデータがあります。

これまでの教科書では、赤ちゃんは生まれるとチアノーゼ（紫色）が出るのは当たり前、初期嘔吐が起きるのも当たり前、黄疸が出るのも当たり前と教えられてきました。しかし、赤ちゃんに黄疸や低血糖症が起きるのは生理的現象ではなく、出産直後の体温管理に問題があったのです。

つまり、脳に障害をのこす低血糖症や重症黄疸は生理的現象ではなく、医療に起因する病い、「医原性疾患」と見方を改めるべきです。

●保育器の温度管理

生後1時間目は34℃の保育器、次の1時間は30℃、その後26℃へと1時間おきに4℃ずつ温度を下げていきます。図12をご覧いただくと、下段の保育器に入れて保温した新生児たちには冷え性の赤ちゃんはいません。

対して、上段の保育器に入れない場合では、赤ちゃんの足の血管は体温を上げるために収縮し続けます。しかし、血管が収縮しっぱなしでは危険です。赤ちゃんは冷え性（持続的な末梢血管収縮）に陥るからです。冷え性になると、とくに消化管の血流が減少し、腸管の機能が著しく損なわれます。一方、血管が開きっぱなしになると熱中症（持続的な末梢血管拡張）と同様の症状を引き起こし、突然死の危険性が出てきます。

人間の下肢の体温はリズミカルに血管が閉じたり開いたりすることで安定し、赤ちゃんの呼吸循環を調節する自律神経機能も正常に作動する

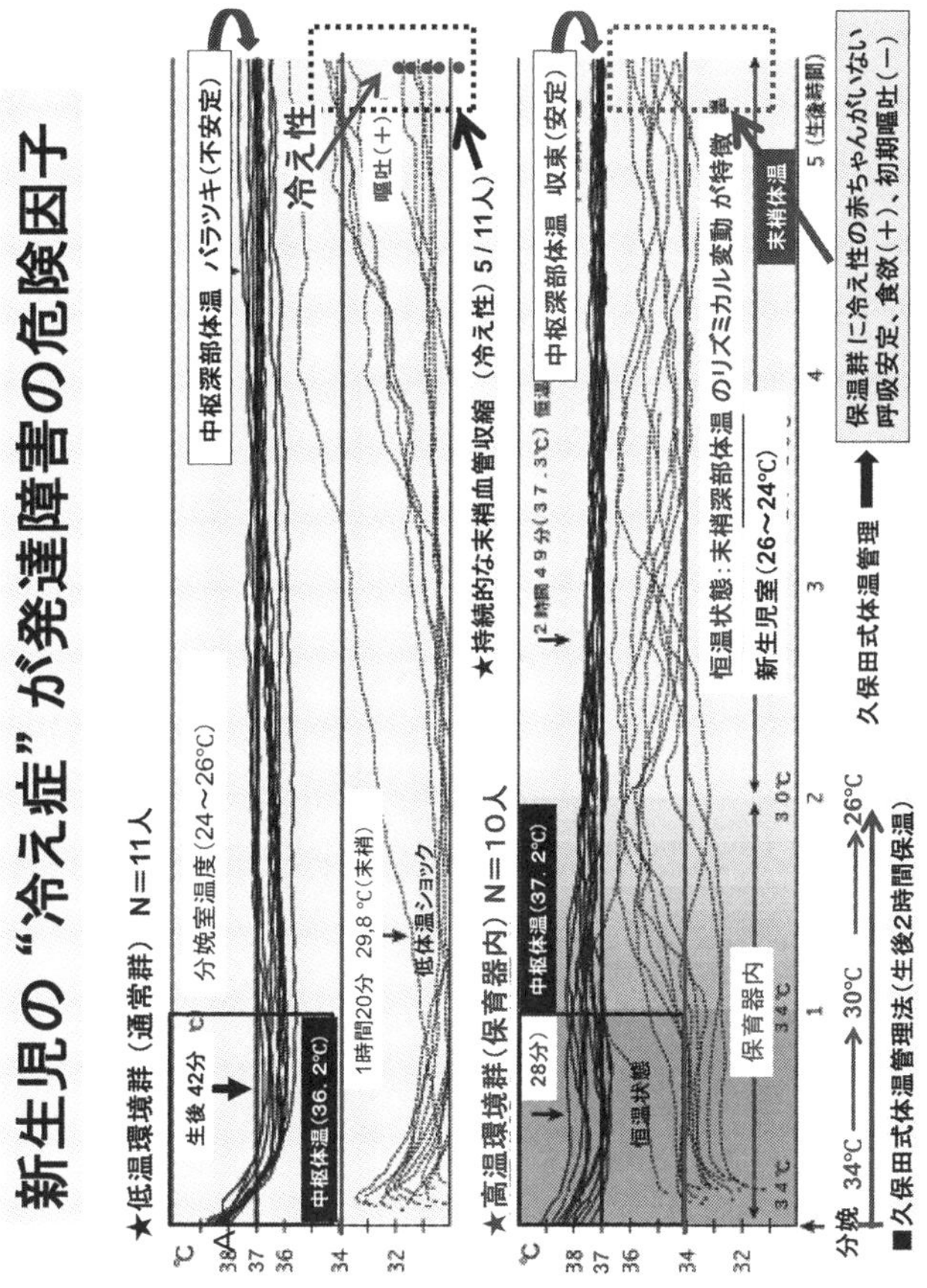

図12：新生児の冷え性は発達障害の危険因子

のです。

保育器に入れると、赤ちゃんの足の末梢血管がリズミカルな変化を示しますが、これが「恒温状態」を表します。単に体温が37℃であることだけが恒温状態ではなく、体温が37℃であり、手足の血管がリズミカルに変化しているときが恒温状態なのです。

最終的に、生後1時間目は34℃の保育器が最も理想的であることがわかりました。赤ちゃんに最も快適な温度を調べたところ、古い文献に「中性温度環境」として記載があり、生まれたての裸の赤ちゃんにとって最も快適な温度は34℃とされていました。この文献の内容は、私がこれまで収集してきたデータとも一致しており、当院の体温管理が正しいことを確認しました。

●初期嘔吐の防止

生後間もない赤ちゃんには「生理的初期嘔吐」があるとされていますが、私の病院の赤ちゃんは吐きません。超音波で赤ちゃんの胃袋の様子を撮影しました。生後1時間目に砂糖水40ccを飲ませましたが、通常なら吐くはずのところ、保育器に入った赤ちゃんは吐きませんでした。

その理由は、保育器内で温められることで消化管の血流が良くなり、その結果、腸の動きが活発になり、胃に入ったものが蠕動《ぜんどう》運動によって胃➡小腸➡大腸へと速やかに移動するためです。約1時間後には胃袋の中の糖水は消化管で吸収されるため胃袋は小さくなります（図13）。

一方、保育器に入っていない赤ちゃんの場合、腸の蠕動運動が少なく、飲んだものが胃に残ったままになります。そのため、授乳時におっぱいを飲ませても胃の中に消化されていない乳が残り、過剰な量を飲むことで吐いてしまいます。つまり、初期嘔吐は生理的なものではなく、腸の蠕動運動が抑制されるために起きるものです。赤ちゃんは吐くのが当た

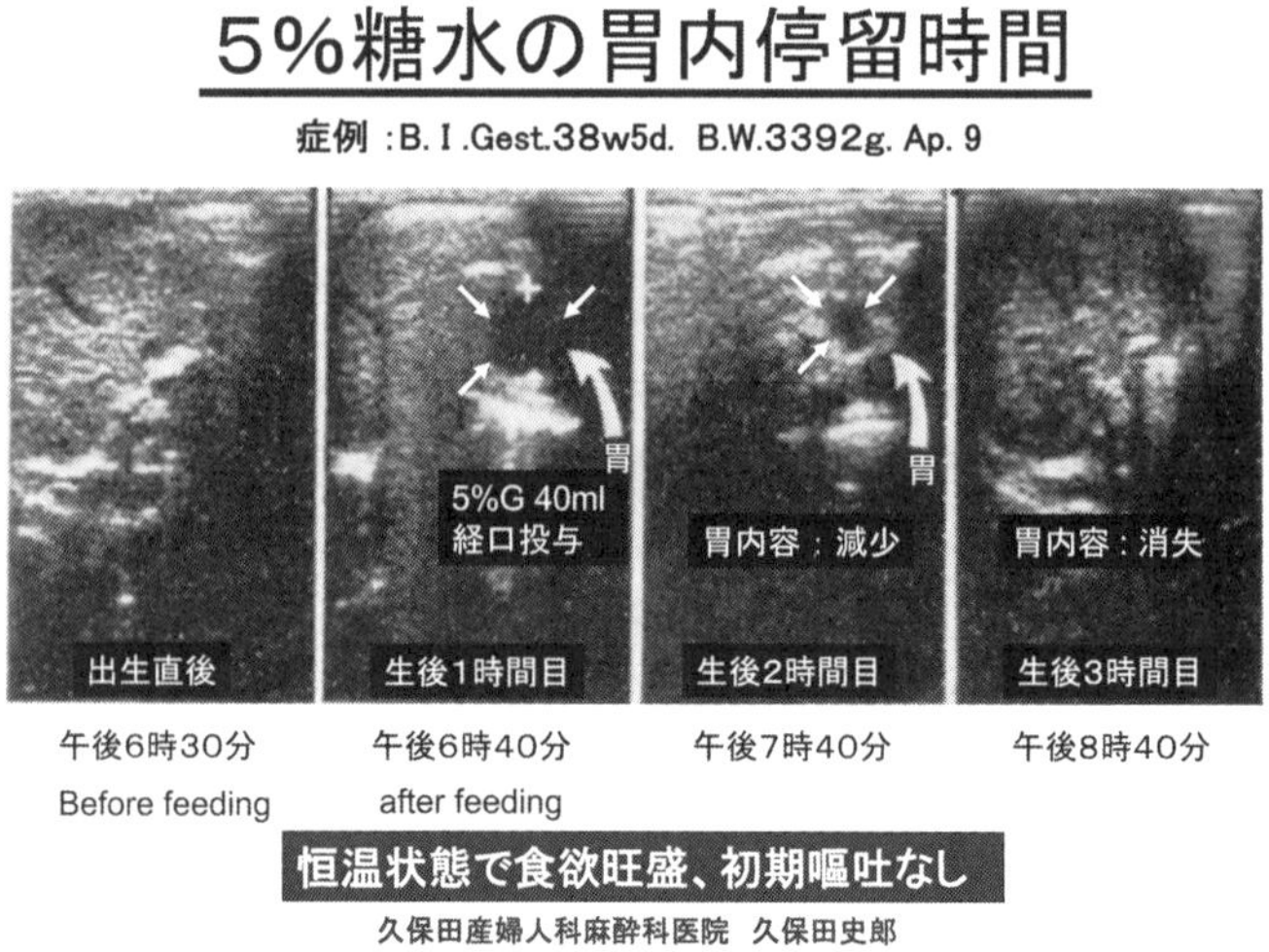

図13：恒温状態で食欲旺盛、初期嘔吐なし

り前という認識は誤りで、適切な体温管理が大切なのです。保育器に入れることで赤ちゃんは吐かなくなり、早く授乳することができるため、低血糖を完全に予防できるのです。

●血糖値の管理

血糖値の検査をすると、通常、生まれてへその緒を切断することで血糖値が下がります。しかし、温かい保育器に入れることで血糖値の低下は

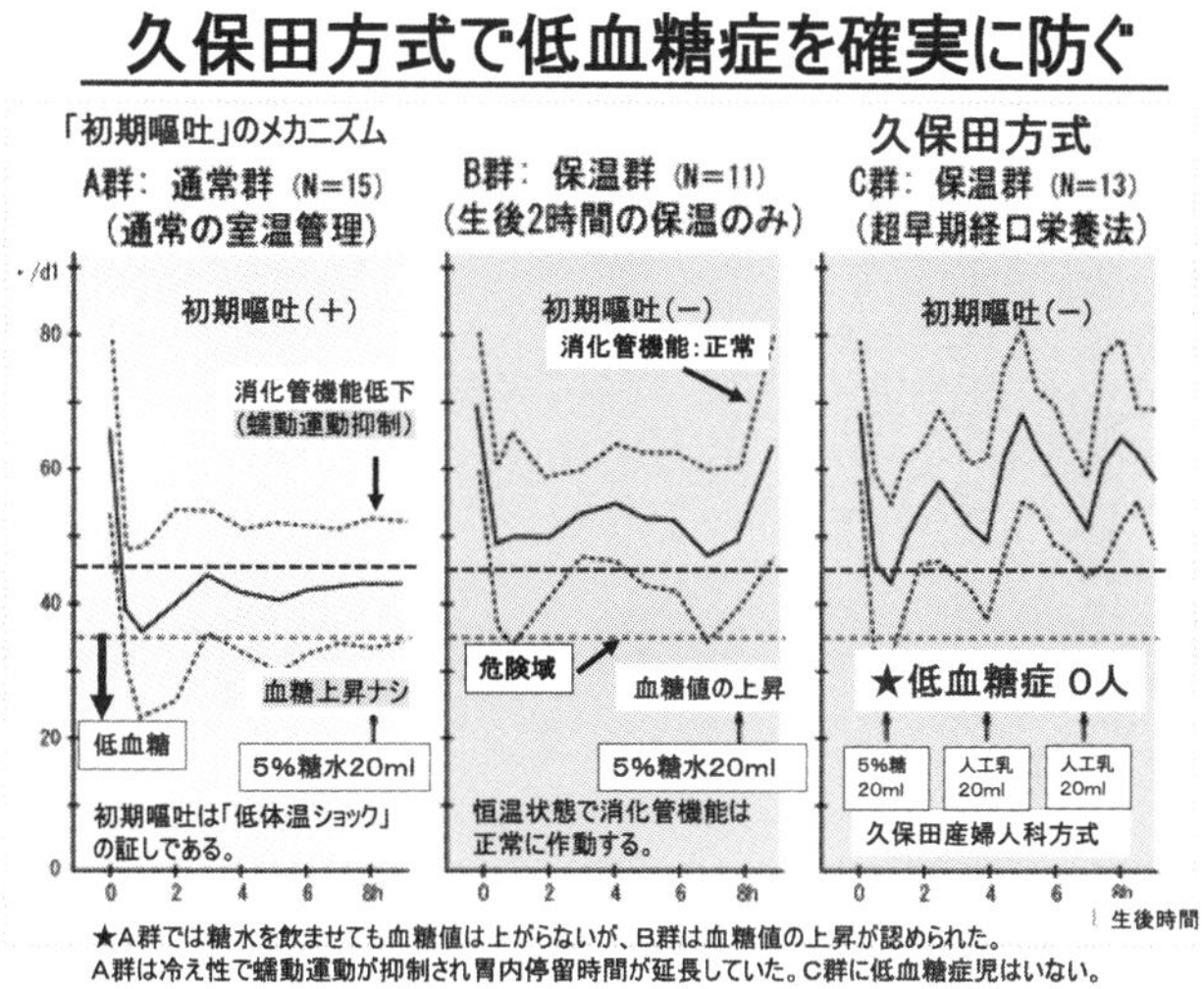

図14：久保田方式で低血糖症を防ぐ

少なくなります。赤ちゃんは寒くないため、泣くことが少なくエネルギー消費量は少なくて済みます。また、久保田式の保育器で温めながら早期に糖水や人工乳を飲ませることで血糖値が上がります。このようにすれば、原因不明の発達障害をほぼ完全に防ぐことができます（図14）。

保育器に入れた赤ちゃんは胎便の排出が早く、黄疸も少なくなります。胎便は12時間

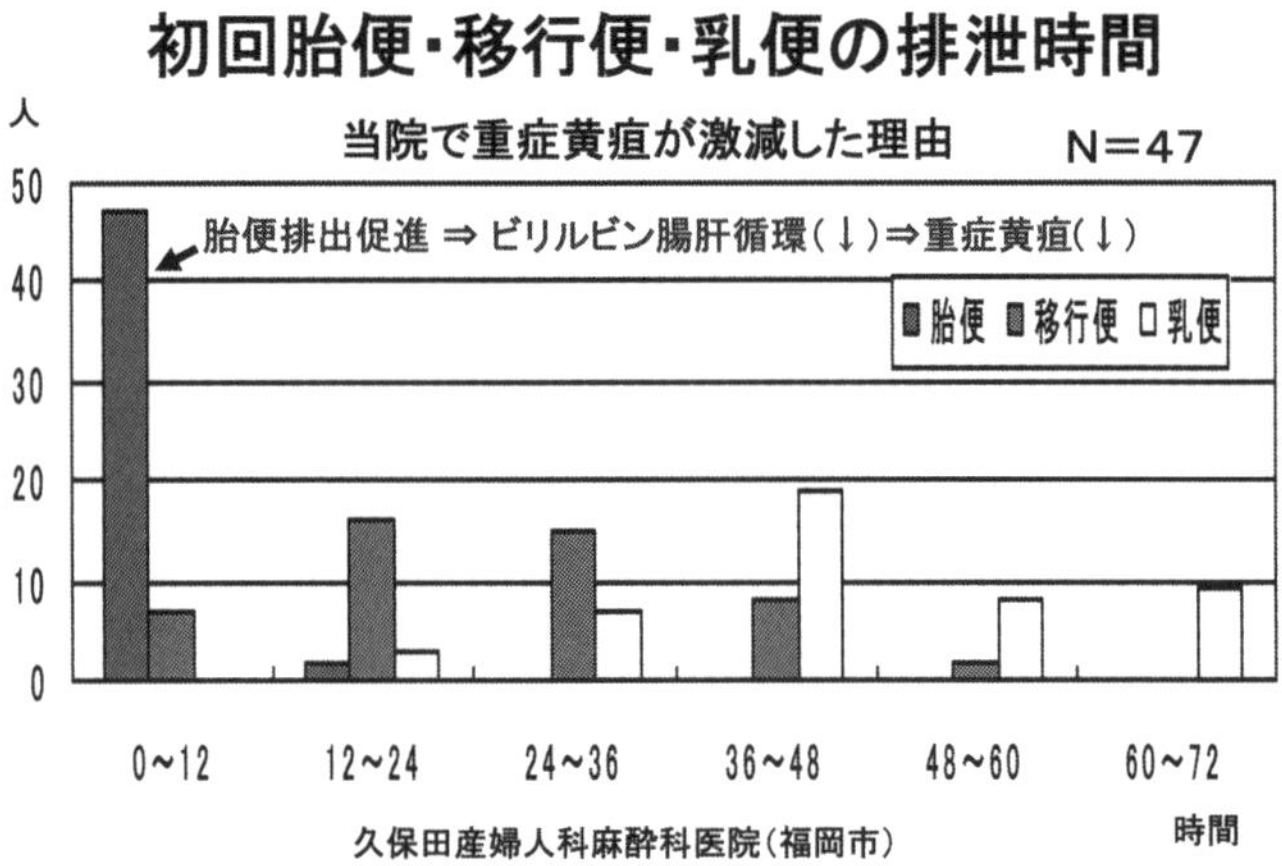

図15：初回胎便・移行便・乳便の排泄時間

以内にほとんどが排出され、24時間以内には100%出てしまいます。胎便に含まれる黄疸の原因となるビリルビンが24時間以内に排出されるため、黄疸が防げるのです（図15）。

　ちなみに、保育器に入れない場合は胎便が出切るのは3〜4日くらいかかります。冷え性が持続した場合は胎便が出なくなり、腸閉塞となり、詰まった腸を切除するケースにつながる可能性さえあります。

●カンガルーケアで冷え性の赤ちゃんが増加

日本ではカンガルーケアの普及により、冷え性の赤ちゃんが増えました。カンガルーケアでは栄養摂取が遅れ、胎便が硬くなり排出されなくなるため、腸が詰まる「胎便性腸閉塞」が増加しています。ある小児外科の先生は、「最近、胎便性腸閉塞が増えた」と述べていました。胎便が詰まると、赤ちゃんの腸を切除しなければならないケースもあります。この胎便性腸閉塞の原因も冷え症（持続的な末梢血管収縮）であり、適切な体温管理が求められます。

「分娩室の温度を下げるべからず」という論文があります。2015年に医学雑誌『周産期医学』（東京医学社）に「周産期診療べからず集」として掲載された、岡山大学病院小児科の岡村朋香先生による論文です。

この論文を読むと、私の主張とほとんど同じことが書かれています。「周産期医学」は全国の産婦人科の開業医全員に配布される教科書ガイドラインです。

ポイントは、「分娩室の室温を低下させることによって医原性低体温をつくり出さないように、常に留意しておく必要がある」ということです。分娩室の温度を下げ過ぎると、医原性疾患（医療に原因がある疾患）が発生する可能性がある、ということを論文では指摘しています。現役の小児科医が私と同じようなことを主張しているのを見て、とてもすばらしい先生だと思いながら論文の最後を読むと、引用文献に久保田史郎「日本の分娩室は寒過ぎる」とありました。これは、私が日本母乳哺育学会で発表した論文です。

さらに面白いことに、ユニセフのカンガルーケアに関する記述を読むと、ユニセフでは赤ちゃんをすでに保育器に入れています。ユニセフのデータによれば、母乳育児の10カ条の中でも赤ちゃんを保育器に入れることが推奨されています。しかし、日本ではいまだにそれが十分に行われていません。

上野動物園のパンダでさえ保育器に入れられ、人工乳を与えられています。それなのに日本では、人間の赤ちゃんへのケアがパンダ以下ともいえる状況です。人間の赤ちゃんに対しては、パンダ以上のケアを提供する必要があります。日本の産科医・助産師は出生直後の体温管理（保温）の重要性を上野動物園の獣医さんに学ぶべきです。

✻新生児集中治療室（NICU）搬送率にも違いが出た！

ここで久保田産婦人科の周産期統計を皆様に紹介しましょう。通常、生まれた赤ちゃんに何か異常がみつかれば新生児集中治療室（NICU）に搬送し、救急医療を専門とする新生児科医が治療にあたってくれます。NICUに搬送する頻度が多い産院と少ない産院があることは意外に知られていません。

予防医学に基づいて妊娠・分娩・新生児管理を普段からきちんと実践する産院からはNICU搬送は少ない傾向にあります。

一方、自然分娩にこだわり、出生直後からカンガルーケア・完全母乳・母子同室を積極的に行う病院からの搬送は多くなって当然です。

その証拠に、私の久保田産婦人科からのNICU搬送率は全国平均に比べ、圧倒的に低かったのです。当院の分娩数は12年間（2004年1月～2015年12月）で4384件。その中で、何らかの理由でNICUに搬送した症例は18件でした。4384人中18人（0・41％）、すなわち、当院で生まれた赤ちゃんの約250人に1人の割合でNICUに搬送していました。

　他方、福岡市の某病院のNICU入院児統計（年報）から推定すると、少なく見積もっても平均20～30人に1人がNICUに搬送されていました。当院のNICU搬送例は他施設に比べて約1／10と極端に少ないことがわかります。当院の搬送率の低さは日本で一番ではないかと自負しています。

　当院のNICU搬送率が低い理由は、出生直後の体温管理と栄養管理を科学的根拠に基いて行い、早期新生児の低体温・肺高血圧症（チアノーゼ）・低血糖・重症黄疸・飢餓・脱水・感染症などをほぼ完全に防いでいたからです。

　この本を読まれた産婦人科医・助産婦さんは、このデータは信用できるのかと疑問を持たれるでしょう。当院のデータは、ある事情で裁判所に提出したもので、内容が真実かどうかは裁判所にお尋ねになれば教えてくれるかもしれません。

このように、久保田式予防医学をお産に導入すればNICU不足・新生児科医不足は改善され、当然医療費も削減されます。厚労省（保健所）や日本産婦人科医会は久保田式予防医学をなぜ無視するのか信じられません。

このことを福岡市の保健所長に報告すると、保健所からの突然の立入り検査が行われました。それも一度、二度ではないのです。正しい医療をすれば保健所からのいじめに遭うのでしょうか。県の助産師会会長が「教育特集：母乳育児のススメ②」（『寺子屋だより』平成23年4月号）という対談の中で「まあ、『赤ちゃんがおっぱいを飲まないからミルクをあげましょう』と言って、ミルクを奨めるという話は殆ど〝犯罪〟ですよね」と語っているのを見てビックリ……この国は一体どうなっているのでしょうね……これ以上は怖くて書けません。

第3部

新生児の飢餓は、現代社会が見落としている深刻な問題

昔は乳母《めのと》制度があって、母乳の出る人を雇っていました。その乳母制度が日本で最初に始まったのが、私の住む佐賀市富士町下無津呂にある「乳母神社」です。乳母神社に祀られている玉依姫《たまよりひめ》は初代神武天皇の母親で、「乳母制度」を日本で最初に始められた安産の神様です。

私は乳母神社の氏子です。だから、乳母の意義を知らせることは、私の使命だと考えています。

✽完全母乳の赤ちゃんは飢餓状態！

母乳育児推進運動が始まってから発達障害が増えたという話をしましたが、完全母乳の問題点は何か。母乳はすばらしいものですが欠点もある。だから、母乳だけに頼る完全母乳には問題が生じるわけです。

母乳の欠点とは、出産後3日間はあまり出ないということです。とくに初産婦は生後5日間ぐらいは母乳がごくわずかしか出ないので、赤ちゃんが飢餓になってしまっています。そのことに学会は気づいていないのです。かわりに赤ちゃんの体重が減ることを、「生理的体重減少」だとしています。

どこまでが生理的とみなすかは、分娩施設によってさまざまです。アメリカでは7%までを生理的体重減少としています。日本の産婦人科医会は10%まで。たとえば3kgで生まれたら、2700gまでの体重減少は生理的なものだとしています。「赤ちゃんにやさしい病院」の某院長はマイナス15%までと言っているし、厚生労働省の班会議でもマイナス15%までとなっています。生理的体重減少の範囲は、国によって、分娩施設によってさまざまなのです。

私の久保田産婦人科医院では、体重減少が平均でマイナス2%以内で

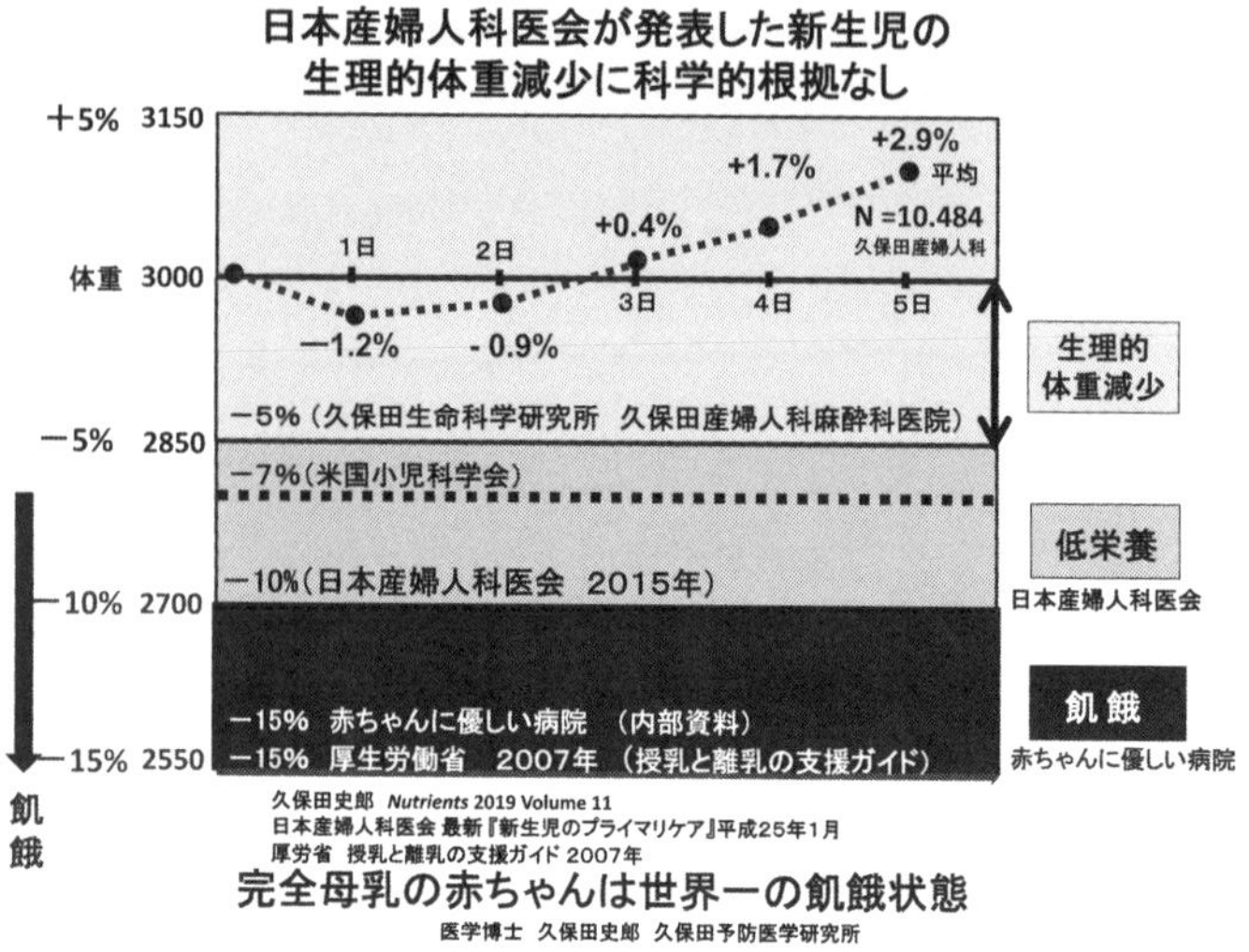

図16：生理的体重減少に科学的根拠なし

す。分散をとっても5%以内です。

私は5%以内が生理的減少といえるもので、5%を超えるとそれは飢餓だと考えています（図16）。

「母乳育児を成功させるための10カ条」というWHOとユニセフの共同声明の第6条に、「医学的に必要がない限り、新生児には母乳以外の栄養や水分［著者

注：つまり糖水、人工乳などのこと」を与えないようにしましょう」という文言があります。これが1989年に発表され、日本では1993年から取り入れられました。そこから発達障害が増え始めたのです。出産直後は母乳が出ていないということに、みんな気づいていませんでした。

私は、この第6条の文言に疑問を抱き、それを検証するために、1983年に38歳で開業しました。

今、出生直後から完全母乳を強いられた日本の赤ちゃんは飢餓状態にあります。アフリカの難民の赤ちゃんは、お母さんが冷え性ではないので母乳がよく出て、飢餓にはなりにくいと考えています。ところが日本の赤ちゃんは、お母さんが冷え性になっているから出産のすぐ後は母乳が出にくいのです。

日本にはきれいな水があり、高品質な粉ミルクもあるのだから、早く飲ませてあげればいいのです。それなのに、人工乳は乳幼児突然死症候群（SIDS）になる、アトピーになる、校内暴力の原因になると悪者にされてきました。そして「赤ちゃんは3日分の水筒と弁当を持って生まれてくるから、そう慌てて人工乳を飲ませる必要はない」というのが今の日本の常識になっている。その常識が間違っているのです。

✿赤ちゃんが必要としている栄養と水分とは？

人間が生きていくためには、最低限のカロリーと水が必要です。私たちが3日間、食事も水も摂らないとしたらどうでしょう。つらいですよね。一食抜くだけでもつらい。それなのに、完全母乳では、赤ちゃんに

新生児の水分とエネルギー必要量

※水分必要量　130ml〜150ml /kg /Day

基礎代謝量	50
身体運動	15
体温調節	10
special dynamic action	8
便・尿中喪失	12
発育	25
合計	120 Kcal / kg / 日

(Sinclair,J.C. : Pediatr. Clin. North Am., 17:863, 1970. より引用)

図17：新生児の水分とエネルギー必要量

3日間ほとんど食事を与えないということになるのです。

赤ちゃんには1日最低限、体重1kg当たり130〜150ccの水分が必要です。3kgの赤ちゃんなら、約500ccのペットボトル1本分を飲ませなければいけません。新生児の基礎代謝量は1日50kcal《キロカロリー》ですので、摂取カロリーは、3kgの赤ちゃんなら150kcalを飲ませる。これが世界の標準です（図17）。

しかし完全母乳方式では、母

乳が出ていないので、水分も栄養も足りていません。ですから、出生直後の赤ちゃんがへその緒を切られて、低血糖になっていくのは当たり前なのです。そして赤血球が壊れ、黄疸が出てくるのも当然なのです。

久保田産婦人科では、生まれたら砂糖水と人工乳を飲ませるから、赤ちゃんが何cc摂取したかわかります。1日目には少なくとも平均200cc以上の水分を飲ませています。だからおしっこが十分に出るのです。けれども、日本産婦人科医会は、赤ちゃんは腎機能がまだ完成していないのでおしっこの量が少ないとしています。しかし、おしっこの量が少ないのは、水分を摂らせないからです。

図18は当院の赤ちゃんが人工ミルクをどれぐらい飲んだか、カロリーを計算したものです。うちの赤ちゃんは生後1日目から50㎉以上飲んでいます。

おっぱいをじかに吸わせると、何cc飲んだかわかりません。母乳を哺

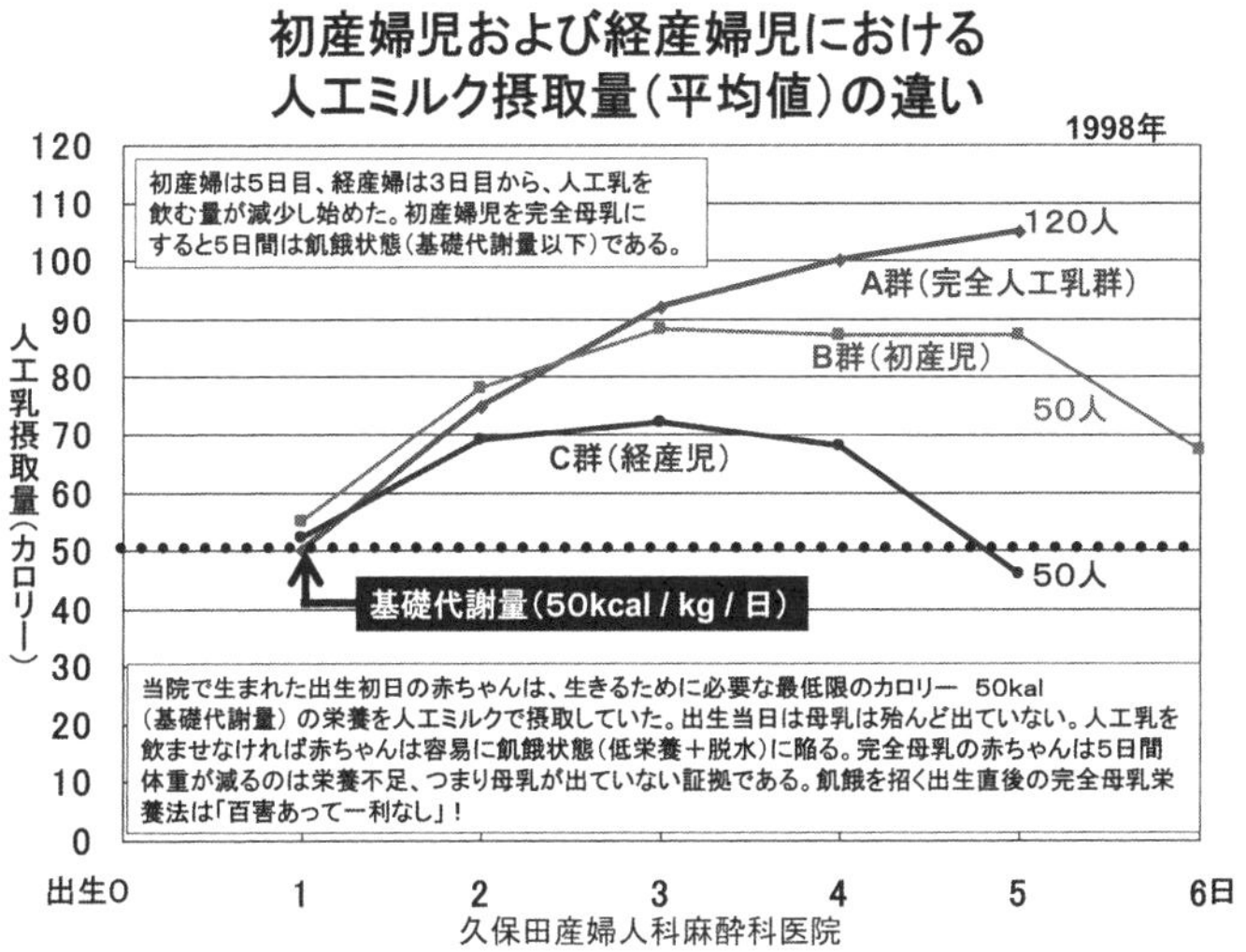

図18：当院の赤ちゃんの栄養摂取量

乳瓶にとって赤ちゃんに飲ませればわかりますが、直接吸うわけだから、母乳が何cc出たかわからないわけです。十分に飲んだかどうかを調べるためには、赤ちゃんの体重を測る必要があります。

これは当院で生まれた赤ちゃんの体重発育曲線です（図19）。うちの赤ちゃんは、3日目にはもとの体重に戻ります。日本産婦人科医会の基準は3週間です。久保田産婦人

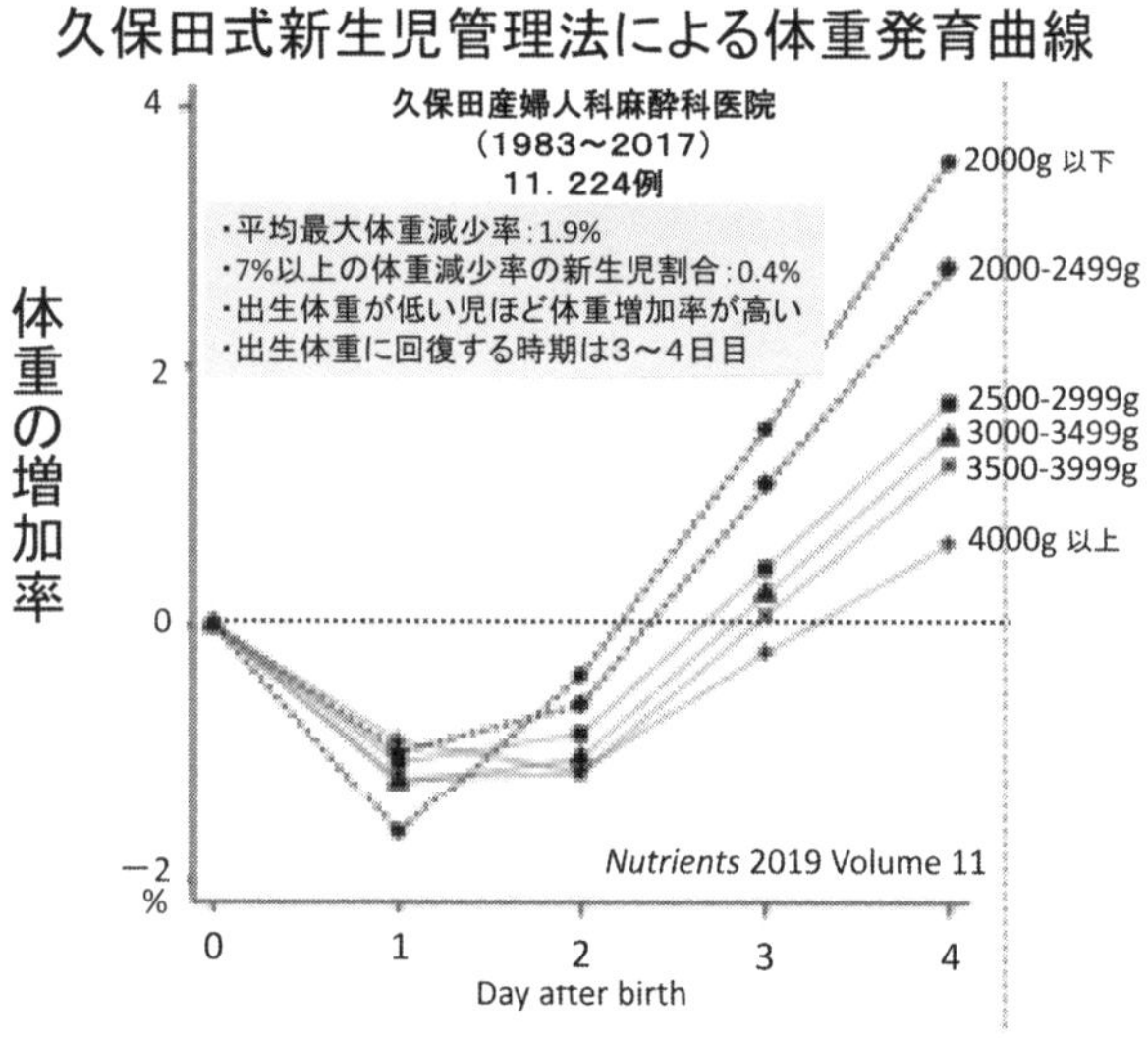

図19：久保田式新生児管理法による体重発育曲線

科で生まれた赤ちゃんは、生後４日目か５日目に退院します。体重減少はほとんどがマイナス５％以内です。ところがＷＨＯが認定する「赤ちゃんにやさしい病院」ではマイナス15％まで許容しているのです。それでも生理的体重減少と言っているから驚きです。

ある時、東京の有名な「赤ちゃんにやさしい病院」で出産したお母さんから、

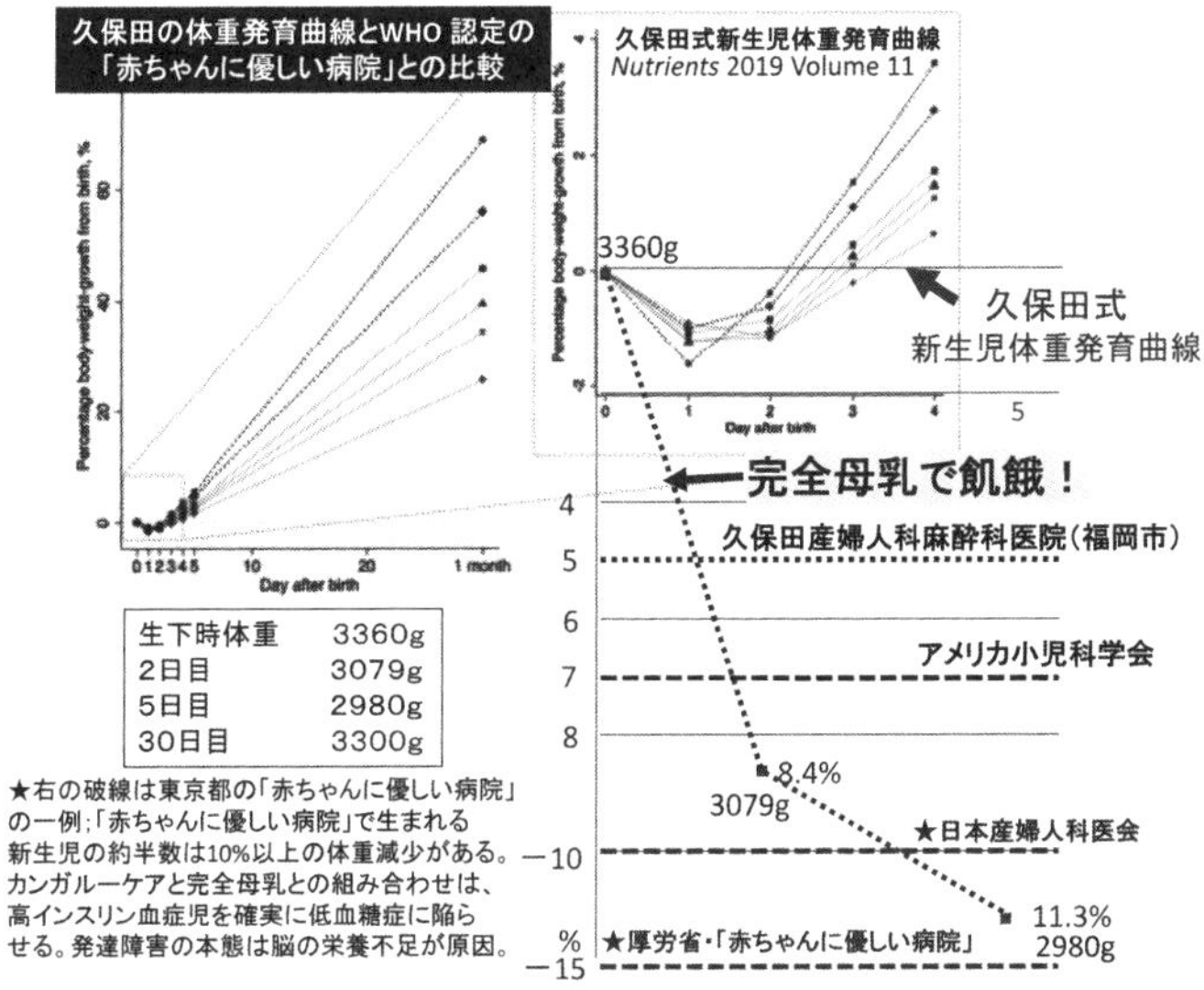

図20：完全母乳が飢餓につながる（赤ちゃんにやさしい病院）

「私の子どもは元気に生まれたんですけども、発達障害です。先生のホームページを見ました。相談に乗ってください。どこが悪かったのでしょうか」

とメールが来まして、カルテが送られてきました。中身を見ると体重が3日間でマイナス11%です（図20）。しかし厚生労働省はマイナス15%までを生理的体重減少としています。久保田産婦人科は5％、アメリカは7％です。だから、もし裁判をしたとしても、厚生労働省がマイナス15％を生理的体重減少としているため、病院側が勝訴するのです。

赤ちゃんの摂取カロリーが基礎代謝量以下で、体重が著しく減少し、尿量が少なくなり、全身状態が極めて悪い状態を飢餓（低栄養＋脱水）といいます。強い言い方に聞こえるかもしれませんが、飢餓は〝虐待〟とみなすべきです。日本の「赤ちゃんにやさしい病院」で生まれている赤ちゃんは、出生直後から〝虐待〟にあっているのです。

2000年に「低栄養と発達障害」に関わる論文が新生児医療の専門誌『Neonatal Care』（メディカ出版）に発表されていました。著者は小児科医の板橋家頭夫《かずお》先生です。「出生後早期に低栄養にさらされると、脳への影響は大きい。低栄養は神経細胞間のネットワーク形成を阻害する。グリア細胞は低栄養に敏感に反応し、髄鞘《ずいしょう》化の遅延・脳重量の減少がみられるが、これは中枢神経系の機能に影響を与える可能性がある」という記述があります。

若い助産師志望者たちは、夢を持って助産師学校に入ります。その助産師学校が「赤ちゃんにやさしい病院」の学校であれば、カンガルーケアと完全母乳の方法や、「赤ちゃんは3日分の水筒と弁当を持って生まれてくるから人工乳なんか与えてはいけない」ことを学びます。それが教科書に書いてあるから、新人の助産師さんは「赤ちゃんは3日分の水筒と弁当を持って生まれてくるから、慌てて飲ませる必要はないんです」と患者さんにも言うわけです。その教科書が間違っているのです。産科学教科書の間違いを改訂しなければ、発達障害はますます増えるでしょう。

この点について私が書いた記事を載せておきます。

■日本産婦人科医会の「新生児の体重増加速度」に科学的根拠なし！　日本産婦人科医会発行（平成25年1月）の最新『新生児のプライマリケア』に重大なミス（〝嘘〟）

厚労省は「赤ちゃんにやさしい病院（ＢＦＨ）」を後援、全国にＢＦＨをさらに増やそうとしている。ところが、糖水・人工乳をできるだけ飲ませないＢＦＨでは飢餓（低栄養＋脱水）の赤ちゃんが増えていた。重症黄疸も増えていた。日本で一番分娩数が多く、ＢＦＨで有名な日本〇〇病院（東京）では、生後3日間、母乳がまったく出ていなくても人工ミルクを飲ませていなかった。その実例を紹介する。

母乳がまったく出ない母親に、助産師は「赤ちゃんは3日分の水筒と弁当を持って生まれてくる」、つまり3日間は母乳が出ていなくても大丈夫、と説明していた。出生時の体重は３３６０g、２日目３０７９g、５日目（退院時）２９８０g、母乳は入院期間中ほとんど出ていなかった。１カ月健診では３３００g、体重は出生時から60g減っていた。生後１カ月間この赤ちゃんは飢餓状態にあった。飢餓は病院側の栄養管理ミス（虐待）である。ところが、日本産婦人科医会は赤ちゃんが入院期間中に飢餓（低栄養＋脱水）にあった事実を隠そうとする。裁判になった場合、重度の体重減少（飢餓）が認められれば病院側は敗訴となる。そのため、産科学の教科書『新生児のプライマリケア』では「新生児の体重増加速度は生後の体重減少で最も減った体重を起点に計算する」と日本産婦人科医会幹事の某医師が発表した。この計算式に従えば、最低体重は２９８０g、１カ月健診で３３００g、体重増加はプラス３２０gとなる。だが、実際の体重増加はマイナス60gである。日本産婦人科医

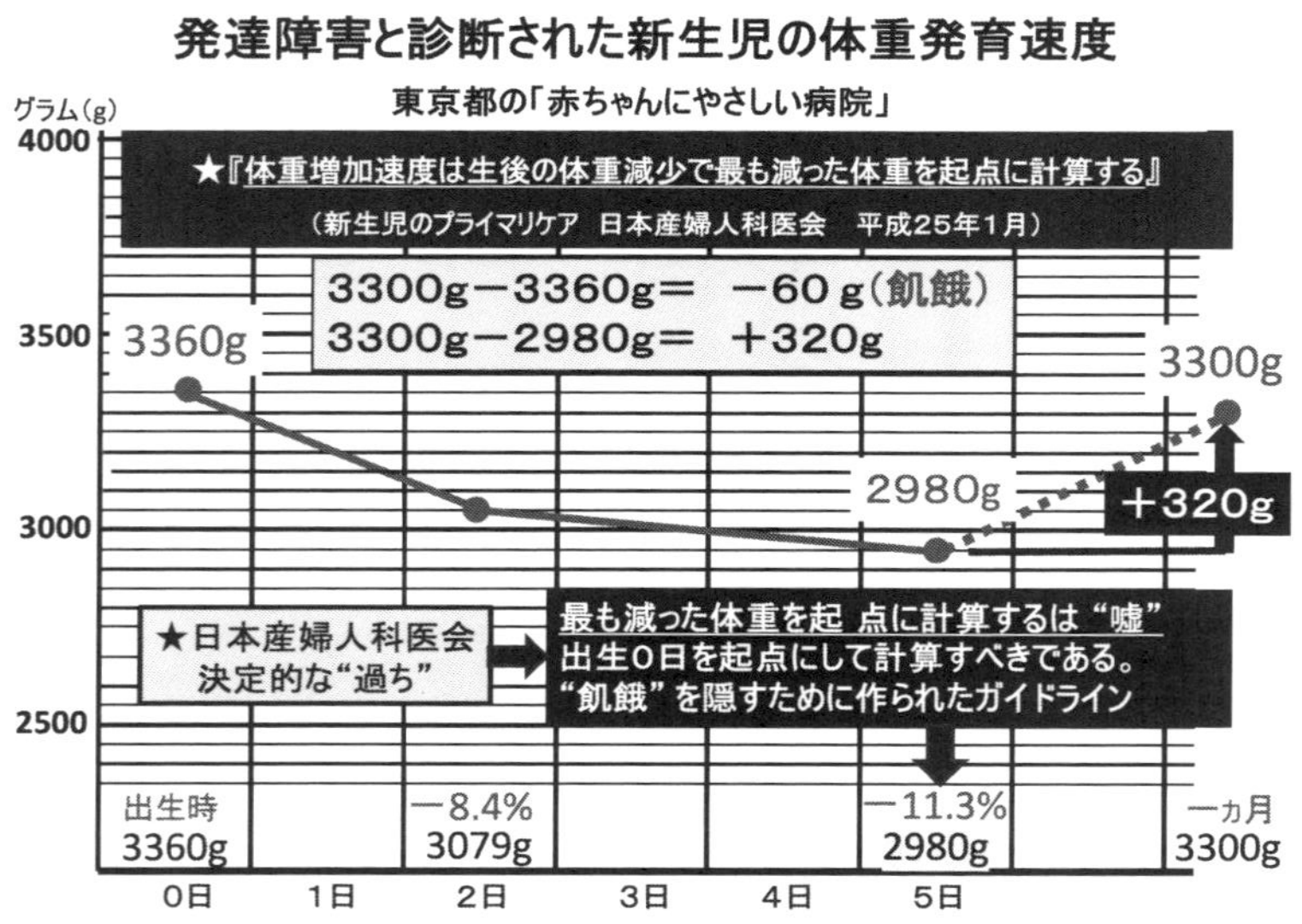

図21：発達障害と診断された新生児の体重発育速度（東京都の「赤ちゃんにやさしい病院」の事例）

会は完全母乳の弊害（飢餓）を隠そうとしていた（**図21**）。

『新生児のプライマリケア』は、出生体重に回復する時期について、混合栄養法では2週間以内、完全母乳は3週間以内に回復すれば良いと発表した。この『テキスト』は、赤ちゃんを守るためではなく、赤ちゃんを飢餓に陥れた病院を裁判から守るために作成されたガイドラインと言わざるを得ない。裁判になれば、この『新生児のプライマリケア』が参考資料として裁判所に提出される。裁判官は、児の体重発育は良くないものの、極端な飢餓ではないと判断する。発達障害児が増え続ける理由は、新生児の栄養管理がまったく科学されていないからである。日本の「完全母乳」の赤ちゃんは世界で最も「栄養状態」が悪い。同医会のガイドラインを見直さない限り、日本では発達障害が増え続ける。日本産婦人科医会は教科書を変えてまで国民を誤魔化しているのである。

❋WHOの母乳育児10カ条に潜む危険な落とし穴

1989年にWHOとユニセフが発表した「母乳育児を成功させるための10カ条」の内容をここで紹介しておきましょう。

母乳育児を成功させるための10カ条

産科医療や新生児ケアにかかわるすべての施設は以下の条項を守らなければなりません。

1. 母乳育児についての基本方針を文書にし、関係するすべての保健医療スタッフに周知徹底しましょう。

2. この方針を実践するために必要な技能を、すべての関係する保健医療スタッフにトレーニングしましょう。

3. 妊娠した女性すべてに母乳育児の利点とその方法に関する情報を提供しましょう。

4. **産後30分以内に母乳育児が開始できるよう**、母親を援助しましょう。

5. 母親に母乳育児のやり方を教え、母と子が離れることが避けられない場合でも母乳分泌を維持できるような方法を教えましょう。

6. **医学的に必要がない限り、新生児には母乳以外の栄養や水分を与えないようにしましょう。**

7. **母親と赤ちゃんが一緒にいられるように、終日母子同室を実施しましょう。**

8. 赤ちゃんが欲しがるときに欲しがるだけの授乳を勧めましょう。
9. 母乳で育てられている赤ちゃんに、人工乳首やおしゃぶりを与えないようにしましょう。
10. 母乳育児を支援するグループ作りを支援し、産科施設の退院時に母親に紹介しましょう。

この10カ条は、2018年に次のような改訂版が発表されました。

母乳育児がうまくいくための10のステップ
「母乳育児成功のための10カ条」2018年改訂版

施設として必須の要件
1a.「母乳代用品のマーケティングに関する国際規準」と世界保

健総会の関連決議を完全に順守する。

1b. 乳児栄養の方針を文書にしスタッフと親にもれなく伝える。

1c. 継続したモニタリングとデータ管理システムを確立する。

2. スタッフが母乳育児を支援するための十分な知識、能力、スキルを持つようにする。

臨床における必須の実践

3. 母乳育児の重要性とその方法について、妊娠中の女性およびその家族と話し合う。

4. 出産直後からのさえぎられることのない肌と肌との触れ合い(早期母子接触)ができるように、出産後できるだけ早く母乳育児を開始できるように母親を支援する。

5. 母親が母乳育児を開始し、継続できるように、また、よくある困難に対処できるように支援する。

6. 医学的に適応のある場合を除いて、母乳で育てられている新生児に母乳以外の飲食物を与えない。

7. 母親と赤ちゃんがそのまま一緒にいられるよう、24時間母子同室を実践する。

8. 赤ちゃんの欲しがるサインを認識しそれに応えるよう、母親を支援する。

9. 哺乳びん、人工乳首、おしゃぶりの使用とリスクについて、母親と十分話し合う。

10. 親と赤ちゃんが継続的な支援とケアをタイムリーに受けられるよう、退院時に調整する。

改訂後も、完全母乳・カンガルーケアの方針は変わっていません。どこに問題があるかを見ていきましょう。

まずは第3条です。

第3条

「母乳育児の重要性とその方法について、妊娠中の女性およびその家族と話し合う」

一見、悪いことはなさそうです。母乳育児は重要です。けれども、ここに落とし穴があります。生まれて3日間は母乳があまり出ていないということも、きちんと説明する必要があるのです。

第4条

「出産直後からのさえぎられることのない肌と肌との触れ合い（早期母

子接触）ができるように、出産後できるだけ早く母乳育児を開始できるように母親を支援する」

これはカンガルーケアのことです。できるだけ早く赤ちゃんを抱っこさせて、母乳育児を始めましょうというのがカンガルーケアです。

赤ちゃんは出生直後の30分で体温が2℃から3℃下がります。寒そうにして、唇が紫色になってしまう。このときに母乳を飲ませても飲まないから、飲めるようにすることが一番大事なのです。そのためには赤ちゃんを温める必要があります。カンガルーケアは逆に低体温を促進します。昔は赤ちゃんが生まれたら、30分以内に産湯に入れました。部屋を温めて、そして生まれた赤ちゃんを産湯に浸からせていたのです。

第6条

「医学的に適応のある場合を除いて、母乳で育てられている新生児に母乳以外の飲食物を与えない」

私の産婦人科では、十分な栄養を与えたから、黄疸は出ませんでした。つまり、黄疸や低血糖を防ぐという医学的な必要があるため、糖水や人工乳を与えていたわけです。与えないというのは間違いなのです。これこそが「虐待」なのです。

第7条
「母親と赤ちゃんがそのまま一緒にいられるよう、24時間母子同室を実践する」

これは、お母さんにとっては、うれしいことです。やっと赤ちゃんに会えた。赤ちゃんを抱っこして自分のものにしたい。ですが、お産というのは24時間、長ければ48時間かかることもある。平均12時間ぐらいですが、たいてい夜に陣痛が始まるので、睡眠不足になっているわけです。
1時間ぐらいの抱っこなら我慢できるかもしれませんが、抱っこしている間に疲れが出て、ついつい寝てしまいます。抱っこしたまま寝ると赤ちゃんを圧迫してしまうこともあります。万が一、赤ちゃんのチアノーゼが強くなっても、それを見逃したり、呼吸していないのに気づかなかったりする可能性もあるのです。医療的ケア児という、低酸素脳症の子どもが増えているのはそれが原因ではないか、と私は考えています。

私の久保田産婦人科では、生まれて24時間以内の赤ちゃんは新生児室で管理していました。新生児室は室温を高くしています。ところがお母さんのいる部屋は寒いのです。国立病院の中には、冬、どんなに寒くても、お母さんの部屋の暖房を消しているところもあります。
お母さんは疲れているから寝てしまい、赤ちゃんの異常に気づかない。かつてはそれで赤ちゃんが亡くなることもありました。ところが今の医療では、かつてなら命を落としてしまっていた赤ちゃんも助けられます。人工呼吸器をつけられて、機械的にただ呼吸循環しているだけの赤ちゃんもいます。いずれ脳医学の発達が進めば変わるかもしれませんが、現状では命はあるけれども、赤ちゃんは人工呼吸器につながれ生かされているのです。

久保田産婦人科では、生まれて24時間の体温管理、栄養管理を大事にしていました。それで異常がなければ、2日目からお母さんに抱っこさせます。2日目にはもう大丈夫です。最初の1日目の呼吸循環の管理が一番大事なんです。そのあとは栄養管理です。3日間は母乳があまり出ていないので、黄疸と低血糖の検査をする必要があります。

教科書には、正常に生まれた赤ちゃんは低血糖にならないと書いてあります。ですが、正常に生まれた赤ちゃんの中から、私は低血糖の赤ちゃんを見つけています。かくれ高インスリン血症の赤ちゃんがいたのです。

✿無視された学会発表が明かす衝撃の真実

2013年9月、私は1万例以上の黄疸のデータを基に、久保田産婦人科では重症黄疸が出ないという成果を学会で発表しました。すると、会場から次のような反論を受けました。

「黄疸というのは生理的なものであるから、そんなに早く保育器に入れたり、人工乳を飲ませる必要はない」と。さらに、学会の偉い方々からは「黄疸には抗酸化作用がある。少しは黄疸が出たほうがいいのではないか」という意見まで出されました。私にとって保健所、医師会、学会からの嫌がらせ、パワハラは日常茶飯事のことでした。

■新生児温め黄疸防ぐ　福岡の医院、発症率低減（共同通信社）

２０１３年９月11日（水）配信

この記事では、重症黄疸を予防するために私が自分の産院で行っていた温度調節ケアとその実績が紹介されています。

「多くの新生児が発症し、重症化すると脳に障害を与える黄疸（おうだん）を防ぐため、福岡市中央区の久保田産婦人科麻酔科医院が産後すぐに温度の高い保育器に入れ、さらに糖水を与える「温めるケア」を開発した。新生児1万人に実施し、従来の発症率より大幅に低減できたとしている。15日の福岡産科婦人科学会で発表する。治療が必要な重症黄疸の発症率は、関西のある総合病院の新生児集中治療室（NICU）では所属医師によると21・0％（715人中150人）。全国的な統計はないが、複数の医師は「病院によって異なり、5〜20％だろう」と話す。一方、久保田医院は1万783人中、発症は22人（0・2％）だった」

　記事はここで、低体温症と飢餓の発生を抑えるための久保田式のケア方法（保育器での保温、糖水の投与）を行うと、ほとんどの新生児が12時間以内に胎便

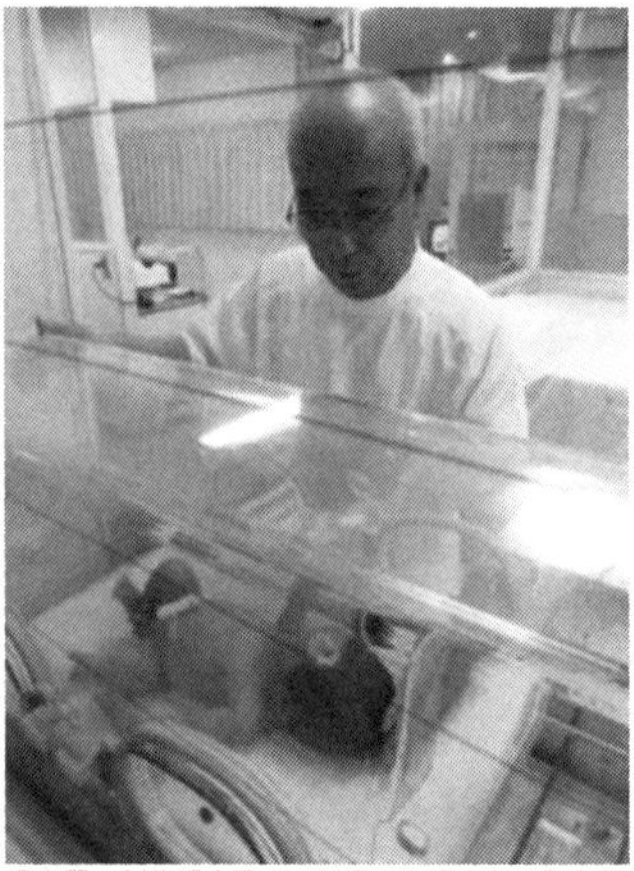

保育器の新生児を見守る久保田産婦人科麻酔科医院の久保田史郎院長＝7月、福岡市中央区

を出し、黄疸の原因物質であるビリルビンを排出することに触れています。

記事の末尾では、別の施設で働く助産師さんの見解とそれに対する私の反論も紹介されています。

「この方式には批判もあり、福岡県内のベテラン助産師（51）などは『体重2500グラム未満の低出生体重児だけでなく、健康な赤ちゃんも保育器に入れるのは過剰なケアだ』と指摘する。それでも久保田院長は『低体温症を防ぎ、栄養補給して黄疸を防ぐことが先決』と話している」。


取材を受けた助産師さんは、久保田式の新生児管理法に対して「健康な赤ちゃんも保育器に入れるのは過剰なケアだ」と指摘していますが、皆様はこの助産師さんのコメントをどう思われますでしょうか。

助産師教育を見直さなければ、これからも発達障害、医療的ケア児は増え続けるでしょう。私は、10年以内に出生数は年間30万人以下となり、このままでは日本は少子化で自然消滅するのではないかと心配していま す。私は30年前に日本で原因不明の脳機能障害（発達障害）の赤ちゃんが増えることを予測していました。次に予測したのが児童虐待の増加と少子化による人口減少、そして日本崩壊のシナリオです。

この共同通信の新聞記事が掲載され、それから半年後、国立大学病院の産婦人科の某教授から、この学会発表の論文について話をしたいという連絡を受けました。私は「先生のあのデータは世界一黄疸が少ないデータだ」と褒められるのだと思い、ニコニコしながらその場に向かいました。ところが、教授は私にこう言ったのです。

「先生のこの間の学会のデータ、論文にしないでください」

私は驚いて尋ねました。

「どういうことですか？」

すると、その教授はこう続けました。

「先生は赤ちゃんに毎回黄疸の検査をしている。保育器に入れたり、人工乳を飲ませたりしている。これは、インフォームド・コンセントを取っているんですか？　親御さんのサインがありますか？」

インフォームド・コンセントとは、医療行為を受ける前に医師や看護師から十分な説明を受け、患者がそれを理解した上で同意することです。

しかし、たとえば体温を測るときに、毎回患者さんの許可を取るでしょうか。それと同じことです。要するに、論文が発表されると学会は困るのです。教科書の内容が変わってしまうからです。

私はその教授に対してこう言いました。

「私は今さら教授になるつもりはないから、論文は書かなくてもいい。でも、論文じゃなくても世の中のためになる本を書こうと思います」

すると教授はこう返してきました。

「小説を書かれるんですか？」

そこで私は『妊婦と赤ちゃんに学んだ冷え性と熱中症の科学』（東京図書出版）という本を書くことにしました。もちろん小説ではなく、科学的根拠に基づいた冷え症の原因と予防に関する本です。これを読むと「冷え症は万病の元」のメカニズムがわかります。ほとんどの病気には冷え性が関与していることも理解できます。体温を1℃上げると病気は防げると言いますが、真にその通りです。皆様も試してください。私も日本産婦人科医会に所属する産科医ですが、医会は腐っています。学会の膿《うみ》を出さなければ、日本は本当に消滅します。

第4部

発達障害を減らし、
未来をつくる、
少子化対策の
斬新アプローチ

✽久保田式新生児管理法で発達障害を予防！　その効果は？

私は過去50年間のデータを総合して「発達障害を防ぐ久保田式新生児管理法」を確立しました。

まず、赤ちゃんが生まれたら温めるケアとして、保育器に入れます。より早く恒温状態（37℃）にすることで、足の体温が交感神経、副交感神経のリズムに適した環境を作ります。このようにすると腸が動き出し、飲ませても吐かなくなります。生後3日間は母乳が滲む程度しか出ていないため、母乳がたくさん出始めるまでは人工乳も飲ませます。この方法により、重症黄疸が発生せず、低血糖症や脱水も防ぐことができます（図22）。

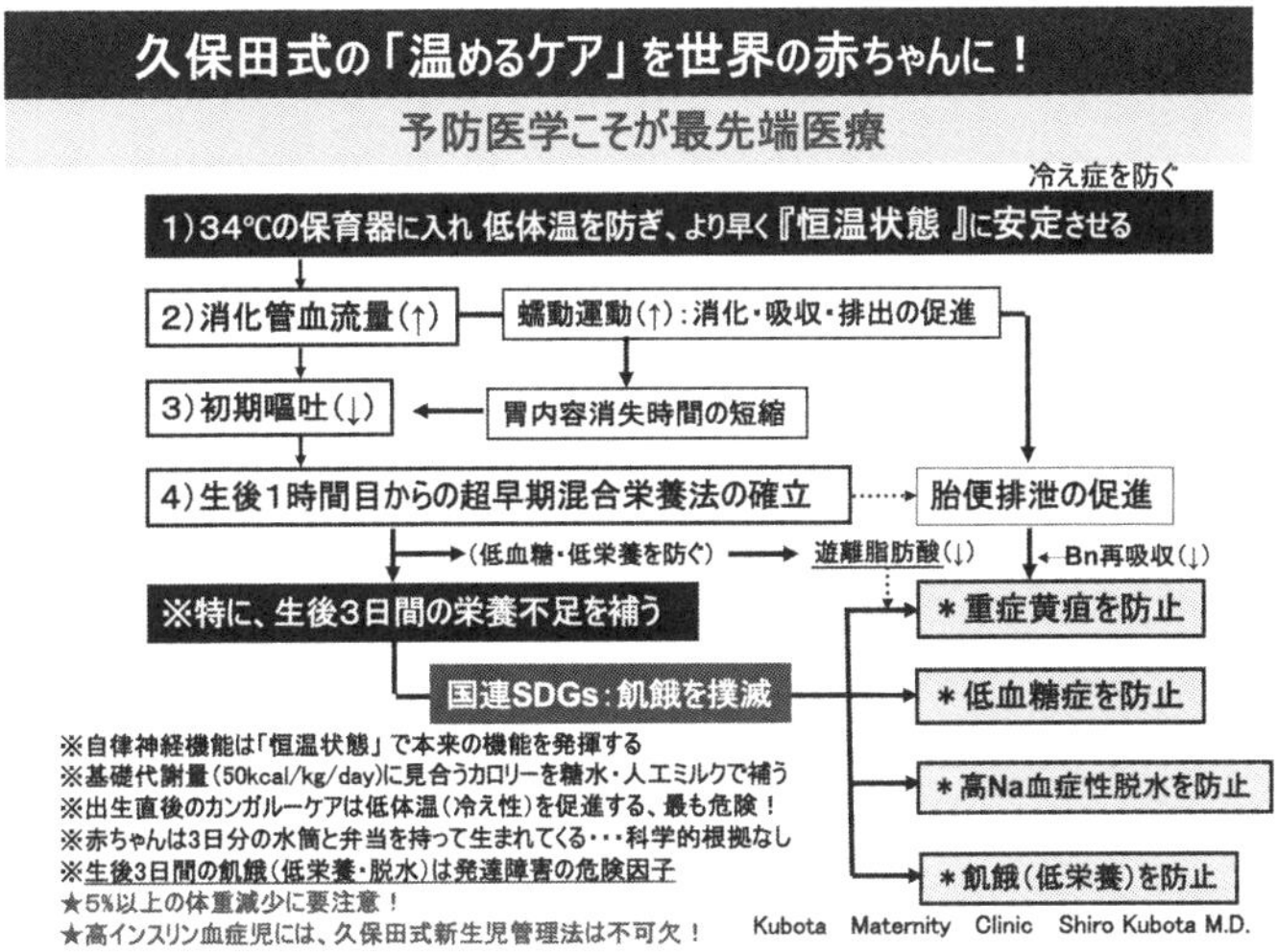

図22：久保田式の「温めるケア」を世界の赤ちゃんに！

これが久保田式新生児管理法です。最初に温めるケアを行うことが重要です。「冷え性は万病のもと」というのは大人だけの話ではありません。むしろ、赤ちゃんを冷え性から守らなければならないのです。

久保田産婦人科では、赤ちゃんを触るときに手袋を外していました。助産師さんも手袋を外していました。しかし、日本の医療現場では手袋をしたまま赤ちゃんを触っているようです。手袋をしていると、足が冷たいのか温かいのかがわかりません。また、足の血管が閉じているのか開いているのか、アドレナリンが分泌されているのかいないのかを感じ取ることができません。これらを観察することで、次に起こる症状を予測することが可能です。

久保田産婦人科の看護師たちは、みんな素手で赤ちゃんに触れ、「足が温かいから大丈夫」とか「術後患者の足が冷たくなっているので温めた方が良い」といった判断をしていました。

これまで述べてきた通り、久保田産婦人科では、生まれた赤ちゃんは2時間保育器に入ります。1時間目は34℃、2時間目は30℃に設定します。異常がなく1時間が過ぎたら、保育器の中で砂糖水を飲ませます。すると、赤ちゃんは勢いよく飲みます。足りないときは指をしゃぶりますが、吐くことはありません。

お産のあと、赤ちゃんの体温が下がります。また、体重も下がり始めます。これを教科書では「生理的体温下降」「生理的体重減少」と呼んでいますが、久保田産婦人科では体温が37℃以下に下がらないように保育器に収容し、飢餓を防ぐために生後1時間目から糖水を飲ませてあげます。この対応によって、低体温、低酸素、低血糖、重症黄疸、脱水を予防します。低酸素血症、低血糖、重症黄疸は、発達障害の原因となることがあるからです。

さまざまな症状が組み合わさった自閉症スペクトラムは、低酸素、低血糖、重症黄疸のいずれが強かったかによって異なる形で症状が現れます。これが「スペクトラム（境界線が明確でない形で連続していること）」と呼ばれる理由です。

これは「久保田産婦人科医院の赤ちゃんは世界一重症黄疸が出ない」

Fig. 1. Distribution of total serum bilirubin level at day 4 in 10,544 neonates who received optimal thermal control and sufficientnutrition.

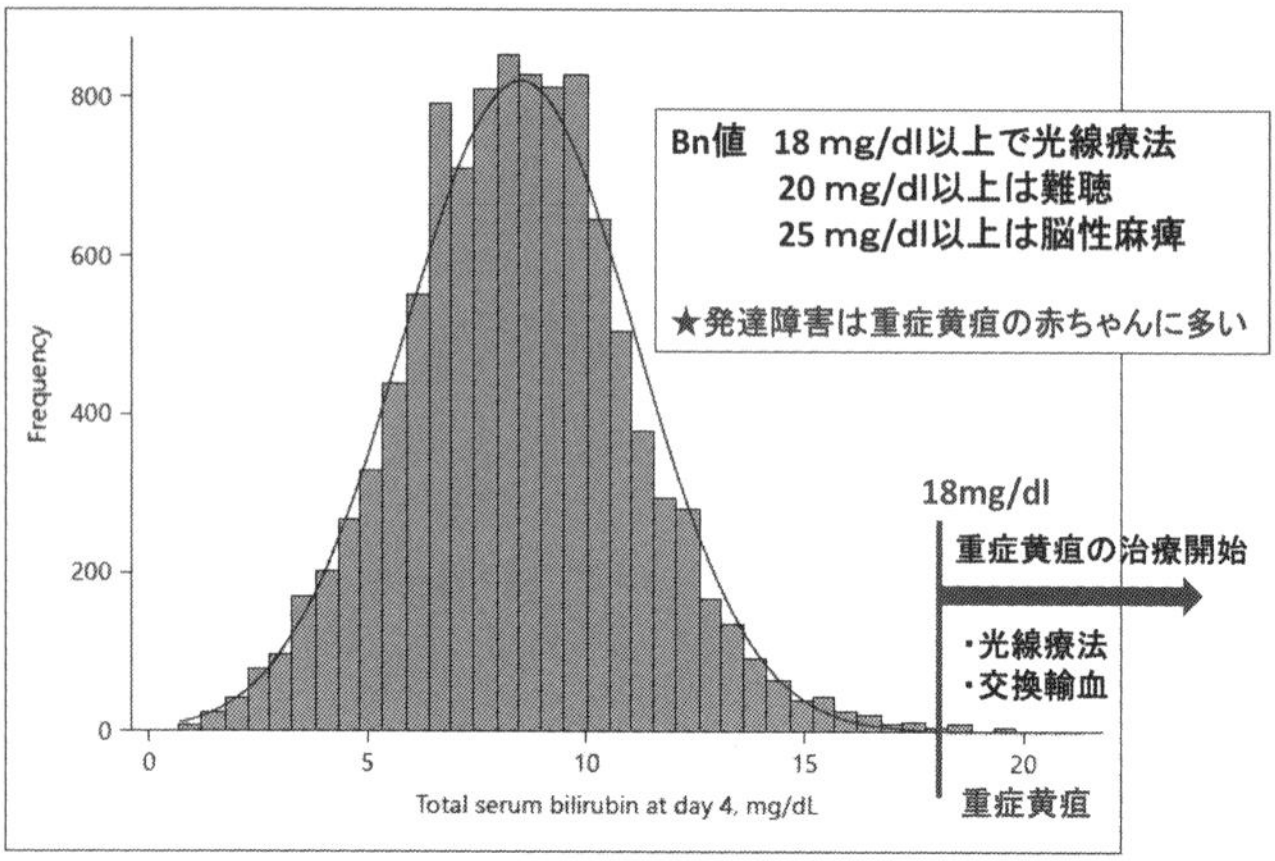

図23：久保田産婦人科医院における重症黄疸の分布

という学会発表のデータです（図23）。

日本では黄疸が出るのが当たり前だと思われており、黄疸を防ごうとする努力はほとんどされていません。栄養不足に陥ると赤血球が壊れます。赤血球が壊れると、黄疸の原因となる赤血球の代謝産物（ビリルビン）が増加します。日本ではビリルビン値が18㎎／dℓ以上になると光線療法という治療が行われます。東京のある「赤ちゃんにやさしい病院」（「母乳育児成功のための10カ条」を守っている病院）では、3～4人に1人がこの治療を受けています。つまり、3～4人に1人が栄養不足のためビリルビン値が18㎎／dℓ以上になっているということです。それに対し、久保田産婦人科で生まれた赤ちゃんにはほとんどこのようなことがありません。

最近、難聴の子どもが増えています。難聴の検査をして、早期にリハビリを行うことが推奨されていますが、ビリルビン値が20㎎／dℓ以上になると難聴のリスクが高まります。さらに、ビリルビン値が25㎎／dℓ以上になると核黄疸と呼ばれる状態となり、脳性麻痺を引き起こす可能性が出てきます。脳性麻痺になる子どもは少ないですが、ビリルビン値が20～25㎎／dℓの間で難聴が発生するケースが増えています。厚生労働省の資料によると、難聴は重症黄疸の赤ちゃんに多く発症すると書いています。

先ほど、重症黄疸になった場合、光線療法という治療を行うと書きました。光線療法では光を当てる際に目隠しをします。動物の新生児に目隠しをして一定時間経過させると、視力が低下するというデータがあります。

赤ちゃんの管理を誤ると、耳鼻科に難聴の患者が増え、視力低下により眼科の患者も増える可能性があります。最近、眼鏡をかけている子どもが増えている背景には、黄疸の治療（光線療法）の目隠しがあるとも考えられます。このことからも、出生直後のケアがいかに重要かがわかります。

✻出産する病院を間違えると大変なことに！正しい選び方とは？

病院によって新生児のケアの仕方が異なるため、発達障害が出やすくなる可能性も変わってきます。そのため、病院選びはとても重要です。病院の選び方として、「母乳育児成功のための10カ条」を積極的に実践する「赤ちゃんにやさしい病院」での出産は、可能な限り控える方が安全かと思われます。また、重症黄疸の治療数が多い病院も避けるべきです。黄疸が強く出る病院では、新生児期の早い段階で低体温・低栄養・低血糖に陥らせている可能性が高いからです。

とくに注意すべき点として、低血糖症の赤ちゃんは重症黄疸の症状の背後に隠れている場合が多く、見逃されることがあるという点が挙げられます。一方で、重症黄疸が出ない病院は、出生直後の体温管理（保温）、母乳が出にくい生後3日間に人工ミルクを飲ませることで飢餓を防ぎ、結果的に重症黄疸や低血糖症を予防していると考えられます。

出産を予定している病院には、「完全母乳、カンガルーケアを実施していますか？　私の希望を聞いてくれますか？」と尋ねることをお勧めします。現在の学会の方針では、カンガルーケアを行う場合、必ず患者さんに実施するかしないかの希望を確認することになっています。

ただし、患者の希望を確認したとしても、病院側は責任を患者に押し付けてはいけません。本来は、カンガルーケアの希望があったとしても中止するべきなのです。「低体温症のリスクがあるため、当院ではカンガルーケアを実施しません」と明確に説明するべきです。「あなたがカンガルーケアを選んだのだから自己責任です」といった責任逃れをするべきではありません。

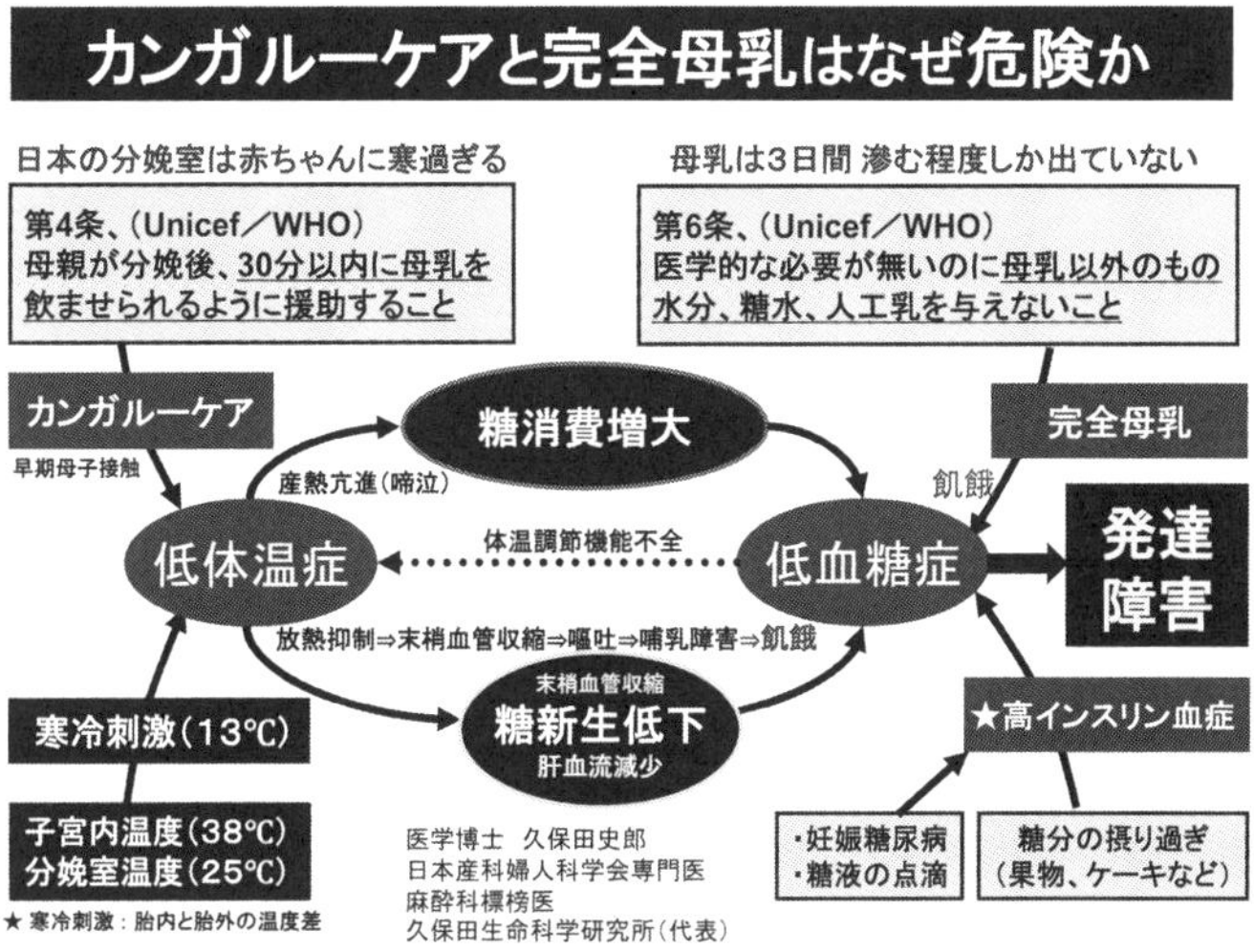

図24：カンガルーケアと完全母乳はなぜ危険か

たとえば、赤信号の交差点に車が進入してはいけないのと同様に、カンガルーケアはイエローカードではなく、レッドカードに該当する行為であるべきです。WHOが推奨する「赤ちゃんにやさしい病院」は、国立病院機構や日赤病院などの大病院に集中していますが、これらの病院では積極的に完全母乳育児が実施されており、避けるべきだと言えます。また、これらの病院では重症黄疸の発生も多いのが特徴です。

大人に黄疸が出た場合、肝臓がんや肝炎の可能性を疑い大騒ぎする一方で、赤ちゃんに黄疸が出ると「赤ちゃんは黄疸が出るものだから」と簡単に済ませられる傾向があります。しかし、これは間違いです。その証拠に、温めるケアをする久保田産婦人科では治療を要する重症黄疸の赤ちゃんはほとんど出ていません。**図24**は、カンガルーケアと完全母乳、そして高インスリン血症児が低血糖症になるメカニズムです。この三つが重なると発達障害になる危険性が増えることになります。

✿男女共同参画がもたらす思わぬ影響、あなたは知っていますか？

私はある政治団体に呼ばれて、なぜ不妊症が増えたのか、なぜ少子化に歯止めが掛からないのかについて講演をしたことがあります。その問題の根底にあるのが「男女共同参画」だと考えています。選挙になると、候補者はこぞって「男女共同参画を推進します」と公約に掲げますが、産科医の立場から私はこれに反対です。

男女平等というのは、「人格が平等である」ということです。しかし、機能的に見ると、男性と女性はまったく異なります。講演の中で、私は「もし僕に生理があったら、お産ができたら、もっといい産科医になれたでしょう。でも僕は産むことができない」という話を例に出し、男女共同参画のデメリットを説明しました。

■男女共同参画が少子化を加速する

私が医者になった1970年ころ、30歳以上の出産を「高年初産」と呼んでいました。しかし今ではそれが40歳になっています。私が自分の医院を閉めるころには、40代で初産を迎える方がたくさん受診されていました。日本で男女共同参画が叫ばれ、女性が仕事をするのが当たり前になってから、結婚年齢が30歳から40歳にまで遅れるようになりました。この10年の結婚の遅れが、女性を冷え性にしてしまったのです。その理由は、女性の仕事がデスクワーク中心になったからです。長時間のデスクワークと運動不足、睡眠不足が冷え性を引き起こしていたのです。

中国には「冷え性は万病の元」という格言がありますが、実際、冷え性が不妊症の患者さんを増やしていたのです。冷え性の女性は、足の血管が持続的に収縮しているため冷たいのが特徴です。心臓が押し出した血液（動脈血）が足に届く一方で、冷え症で末梢血管が収縮した状態では足に届いた血液（静脈血）が心臓に戻りにくくなります。とくに長時間のデスクワークでは足を動かさないため、静脈還流量（下肢から心臓に戻る静脈の血流量）が減少します。その結果、全身臓器への循環血流量や子宮・胎盤・卵管の血流量が減少し、卵管の動き（蠕動《ぜんどう》運動）が抑制され不妊症になるのです。

■冷え性が引き起こす問題

最近、未熟児が増えています。一部では「産婦人科医が栄養管理を厳しくしすぎたために赤ちゃんが小さくなった」との指摘がありますが、そうではありません。私は未熟児が増えている原因は冷え性にあると見ています。冷え性のお母さんがいくら多く食べても、子宮胎盤血流が悪いため、赤ちゃんに栄養が届きません。さらに、たくさん食べたことで赤ちゃんが高インスリン血症になるリスクも高まります。

妊婦さんがたくさん食べれば赤ちゃんの体重が増えると考える方もいますが、冷え性の人ではそうなりません。冷え性により子宮胎盤血流量が減少しているためです。低出生体重児の発生を防ぐには摂取カロリーを増やすことよりも、しっかり睡眠をとり適度の運動をすることが大事です。とくに妊婦さんの冷え性には医師の指導のもとでの水中散歩を推奨しています。当院で実践したところ、劇的に改善しました。

■働く妊婦の生活習慣の変化

男女共同参画の影響で妊婦さんが残業するようになり、夕食が遅くなるケースが増えました。その結果、夕食後すぐに寝ることで朝食を抜く人が増えています。私たちが子どものころ、夕食は5時から6時の間に終わっていました。しかし、今は8時や9時が当たり前になっています。

奈良県で起きた「産科たらい回し事件」（2006年）では、妊婦さんが深夜1時に夕食を買いに出かけた際に脳出血で倒れ、病院をたらい回しにされた末に亡くなりました。この事件の背景にも、妊婦さんが深夜に食事を摂るという不規則な生活習慣がありました。

■解決策の提案

私は妊婦さんは夕方4時に退勤できるようにすべきだと考えています。給料が安くなる分は国が補助すべきです。また、週休3日制を導入し、4時以降は働かなくてもいい環境を整えるべきです。

男女共同参画は人格的な平等を意味しますが、機能的な違いを認め、それに基づいて助け合うことが重要です。男性は妊婦さんを支え、妊婦さんには赤ちゃんのためにゆっくり過ごしてもらうべきです。

■若い世代での結婚と出産の重要性

結婚が遅れる要因となる男女共同参画が進む中、私は30歳前に子どもを産める環境を作るべきだと考えています。やはり、20代が妊娠・出産には最も適した時期です。年齢を重ねるにつれて生殖機能は衰えます。

また、冷え性は便秘を引き起こすだけでなく、卵管の動きを妨げ、不妊症の原因ともなります。

冷え性は妊娠中の病気、たとえば妊娠高血圧症、胎盤早期剥離《はくり》、流産や早産といったリスクにも関わっています。この点について詳しく知りたい方は、拙著『妊婦と赤ちゃんに学んだ冷え症と熱中症の科学』（東京図書出版）をご覧ください。

✽発達障害の増加が「少子化」を加速する

最近、児童虐待が増えていると言われています。しかし、これは親や教育だけの問題ではありません。〝虐待〟は生まれた直後のお産の現場でも起きているのです。具体的には、飢餓という形の赤ちゃんの栄養失調です。これが発達障害を増加させているのです。

私が一番心配しているのは少子化です。私が生まれたころは年間２７０万人の赤ちゃんが生まれていましたが、２０２４年には68万人にまで減少しています。発達障害は１９９３年ごろから増え始めており、そのころの子どもたちが今、結婚適齢期になっています。発達障害の方々からは、結婚にあたってさまざまな困難を感じられていることが報告されています。それが婚姻数の減少につながり、少子化に拍車をかけているのです。

たとえば、佐賀県○○市の８００人の児童がいる小学校では、発達障害の子が在籍するクラスが24にも及びます。なのに、「○○市の状況はどうなっているの？」と尋ねたところ、「○○○小学校は発達障害の全国のモデル校ですよ」と自慢しているのです。

また、福岡市のある小学校に入学した子どもの両親から聞いた話では、今年の新入生は6クラスあり、そのうち2クラスが発達障害児向けだということでした。このように、3人に1人が発達障害という状態になりつつあるのです。

実は、福岡市のその小学校の周辺にある産婦人科では、完全母乳育児とカンガルーケアが行われています。一方で、カンガルーケアや完全母乳育児があまり普及していないためか、発達障害の割合が非常に少ない市もあります。増加傾向は見られるものの、他の地域と比較して相対的に低い割合にとどまっています。

本書で訴えていることをこれまで何度も指摘してきましたが、日本のお産の方法はなかなか変わりませんでした。しかし、この本が出版されることで、お産の常識が大きく変わることを期待しています。少子化対策として育児支援や保育所の設置も重要ですが、その前に産婦人科の初期教育で使用する教科書の間違いを正すべきと考えます。

日本産婦人科医会が2015年に発表したガイドラインでは、生まれた赤ちゃんは3週間以内に体重が戻ればよいとされています。しかし、何度も言いますが、これは「飢餓」に相当します。体重の10%までの生理的減少を許容するというのは、とんでもない話です。この事実を国民が知る必要があります。そして、国民がきちんと勉強することが最も大切なのです。

私が医院をたたんで帰ってきた佐賀市富士町の自宅近くには、「乳母《めのと》神社」があります。この乳母とは、赤ちゃんが生まれたときに母乳が出ない場合、母乳が出る人を乳母として雇い、赤ちゃんの飢餓を防ぐために存在していたものです。乳母神社に祀られている玉依姫は、日本で最初の乳母であり、初代神武天皇の母親でもあります。玉依姫は、いわば世界で最初の「予防医学の神様」だったのです。

❀少子化対策はお産改革から

では、具体的にどうすればよいのでしょうか。

まず、妊婦さんは、自分がかかっている産婦人科の医師が産科専門なのか、それとも婦人科専門なのかを事前に調べておくことが重要です。産婦人科の多くの医師は大学時代に婦人科を専門として学び、内分泌、ホルモン、がんといった慢性疾患を専門としてきました。一方で、産科は救急医療であり、夜中に呼び出されることもあり、心音の異常で緊急帝王切開を行わなければならないこともあります。このように、常に緊張感を持ちながら対応しなければならないため、産科は非常に大変で事故の多い分野です。そのため、産科医は医学生に敬遠され、婦人科を専門に選ぶ医師が多いのです。

しかし、開業後はお産も担当しなければならず、その際には助産師に任せることが多くなります。その結果、婦人科の医師は産科について十分に学ぶ機会がなく、教科書を頼りにするしかありません。ですが、その産科学教科書が間違っているのです。

少子化対策（**図25**）は、お産改革から始めなければなりません。そのため、私は産科と婦人科を分けるべきだと主張しています。産科医には救急医療のスキルが必要であり、麻酔科医との連携が不可欠です。また、少子化対策には「産科麻酔科専門医制度」の創設が必要だと考えていますす。東京都は無痛分娩を奨励していますが、麻酔は専門の麻酔科医が行うべきです。東京都がどれほどの麻酔科医を確保しているかが問われるところです。

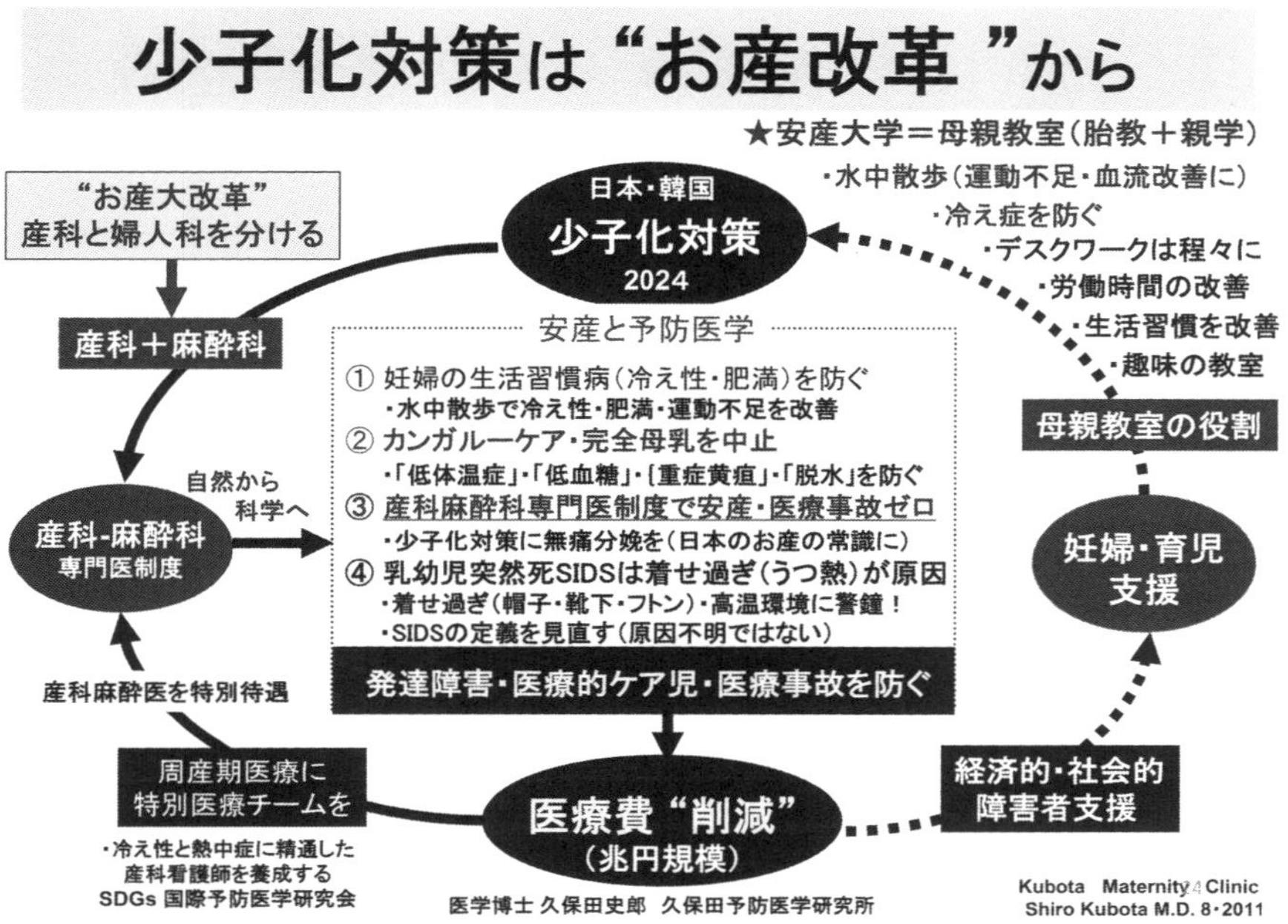

図25：少子化対策はお産改革から

✽お産革命――産科麻酔科専門医制度の導入

父も兄2人も産婦人科医だった私は、大学に入学したときから産婦人科医になるつもりでした。しかし、産婦人科に進む前に、麻酔科で麻酔や救急医療の基本を学ぶべきだと考え、まず麻酔科に入りました。その2年間の麻酔科での経験のおかげで、産科医の常識とはまったく異なる視点からお産を見ることができました。

欧米先進国では、無痛分娩が主流です。一方、日本ではお産は自然が良いと考える傾向があります。しかし、〝自然〟には危険が伴います。水害や山崩れなどの自然災害を防ぐために予防工事を行うように、お産においてもリスクを未然に防ぐ対策が必要です。

〝産科麻酔科専門医〟の私は、開業してからこれまでに1万6000人の赤ちゃんを取り上げましたが、幸い一例の医療事故もありません。周産期死亡はほとんどなく、発達障害も極端に少ないとの報告を受けています。

婦人科専門の産婦人科医は、出産で何か異常があった場合にリカバリーショット（救急対応のための適切な処置）ができないことがあります。一方、麻酔科の医者は何か問題が起きた際にもリカバリーショットが可能です。麻酔科医の仕事は手術の際に患者を眠らせるだけではありません。産科と婦人科では専門領域がまったく異なります。そのため、産婦人科を2つに分け、産科医はまず麻酔科で学ぶべきだと考えています。現在、私は講演活動を通じて「産科麻酔科専門医制度」をつくりましょうと提言しています。

✻周産期医療における持続可能な開発目標（SDGs）の役割

ある時、私のところに小学生が来て、「学校でSDGsというのを習っている」と言いました。以前、ある会合で講演をしたとき、終了後、女性が走り寄ってきて、きれいなバッジを私の胸につけてくれました。私は最近になってSDGs、すなわち「持続可能な開発目標」（2015年、国連総会で採択）について勉強するようになったため、そのときはそれが何なのか知りませんでしたが、SDGsのバッジだったのです。

現在、SDGsには17の項目がありますが、その前身は2000年から2015年まで国連ミレニアムサミットで掲げられていたミレニアム開発目標（MDGs）で、当時は8項目でした。このMDGsの目標は、私がこれまでに研究してきた内容そのものでした。とくに次の1～5は偶然にも私の専門領域です。まさに周産期医療にも当てはまることが述べられています。ただ、周産期医療から見ると抜け落ちている点もあります。以下で指摘しておきましょう。

MDGs（2000～2015年）の目標

1. 極度の貧困と飢餓の撲滅

↓WHOは新生児の飢餓を見逃しています。私は飢餓の赤ちゃんを完全に防いできました。飢餓は低血糖症の危険因子であることから、撲滅しなければなりません。

2. 普遍的な初等教育の達成

↓WHOの母乳育児の10カ条、とくに、第4条・6条・7条は赤ちゃんに不利益（危険）です。周産期医療における初等教育ともいえる医学生たちへの教育は間違っています。科学的根拠に基づく正しい教育を行わなければなりません。

3. ジェンダー平等の推進と女性の地位向上

↓男女の人格は平等ですが、機能的には男女は全然違うということを認め、お互いに補い合わなければなりません。

4. 幼児死亡率の削減

↓乳幼児突然死症候群（ＳＩＤＳ）は「原因不明の病気」と定義されていますが、実はそうではありません。ＳＩＤＳは着せ過ぎによる衣服内での熱中症が原因です。このことを初めて指摘したＳＩＤＳに関する私の論文は、世界で認められています。しかし、日本のＳＩＤＳ学会・厚労省は私の提示する「ＳＩＤＳ発生メカニズム」を無視しています。乳幼児に死亡事故があった時に、「原因不明の病気」があれば医療側にとって有利になるからです。

事実、カンガルーケア中の心肺停止事故はすべてＳＩＤＳと診断され、病院側は無罪となりました。国民を誤魔化すために、原因不明の病気の診断名が必要なわけです。

5．妊産婦の健康の改善

↓妊産婦の生活習慣を改善しなければなりません。早寝早起きを徹底する。夕食は8時までに終わらせ、11時には就寝する。朝食は必ずとる。妊婦さんの生活習慣が冷え性をつくっています。冷え性は万病の元です。睡眠不足、運動不足、長時間のデスクワーク、喫煙、貧血は冷え性になる可能性が高いです。妊婦の皆様は冷え性に注意されてください。冷え性は妊婦さんだけでなく、子宮内の赤ちゃんにとっても大敵です。

✻低体温・飢餓で発達障害になるメカニズム

最後に、低体温と飢餓が発達障害を引き起こすメカニズムについてお さらいしましょう。私はこれまで、カンガルーケアと完全母乳が発達障害の増加に関係していると主張してきました（図26）。

分娩直後にカンガルーケアを行う場合、分娩室の温度を34℃に設定する必要があります。そうしないと、生まれたばかりの赤ちゃんが低体温になってしまいます。しかし、妊婦さんは分娩時に大きな体力を使うため、34℃の分娩室では暑すぎて熱中症になってしまう危険があります。分娩中はお母さんにとって快適な環境、すなわち25℃程度が適温とされ

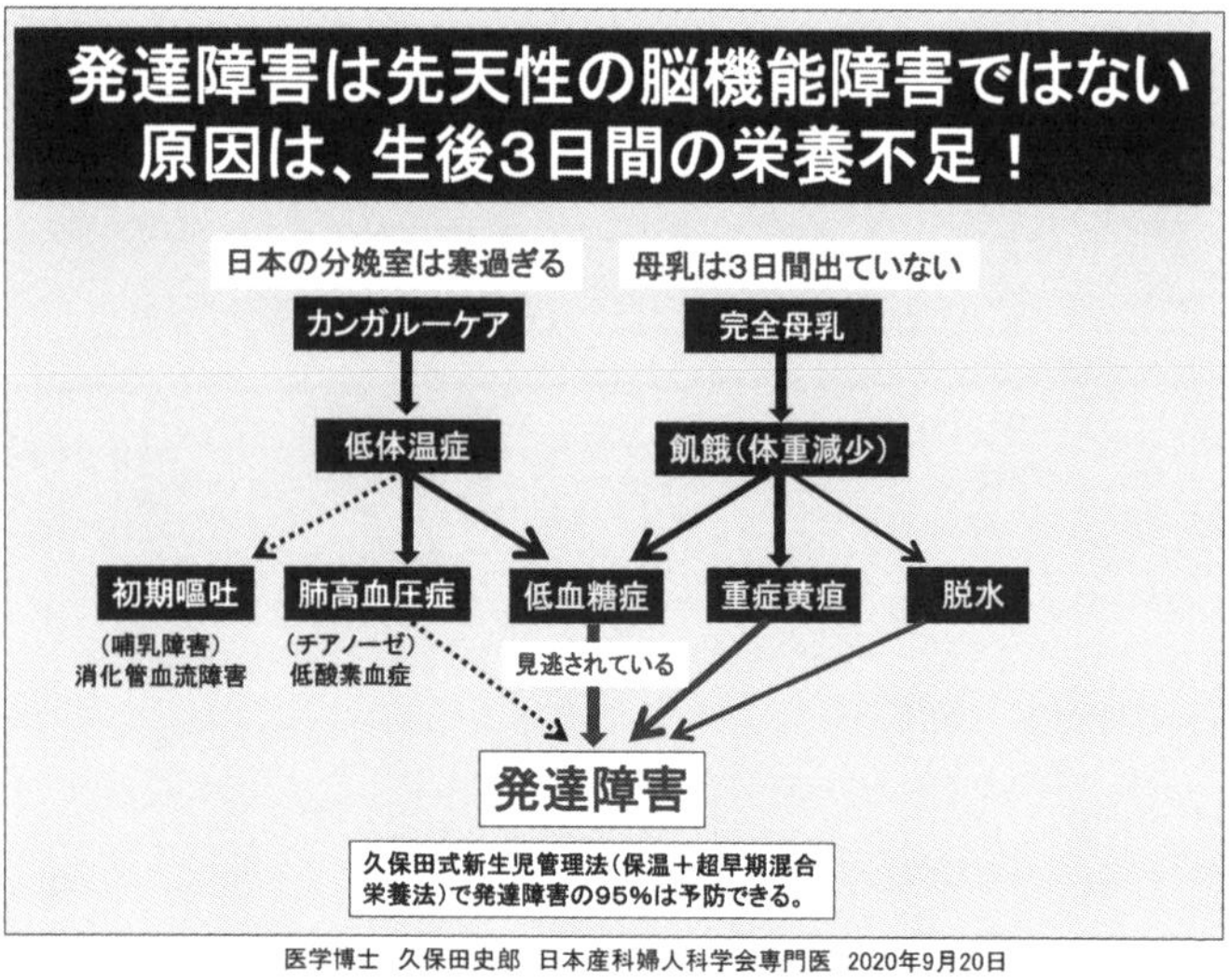

図26：発達障害は出生直後の低体温と生後３日間の飢餓が原因

ますが、それでは赤ちゃんにとって寒過ぎます。赤ちゃんにとって快適な環境、それが昔は産湯であり、現在では保育器がその役割を果たしています。

日本の寒い分娩室（25℃）でカンガルーケアを行うと赤ちゃんはほぼ確実に低体温になります。その結果、震えながら泣き続けることになります。この状態ではエネルギーが大量に消費されてしまいます。車が馬力を上げるとガソリンを多く消費するのと同じように、へその緒が切られてエネルギー供給が止まった赤ちゃんも、泣き続けることで低血糖のリスクが高まります。このとき、すぐに栄養を補給してあげれば問題はありませんが、生まれた直後は母乳がほとんど出ないのが現実です。

さらに、高インスリン血症（新生児の約4〜5人に1人が該当する糖尿病の一種）がある場合は、寒い部屋でカンガルーケアを行い、同時に完全母乳にするとほぼ間違いなく低血糖症を発症します。そして、この低血糖症によって脳の発達に障害が生じる可能性が高まるのです。

車のガソリンがなくなるとエンストするように、人間のエネルギー源である糖分が不足すると脳や身体の機能が停止します。たとえば、冬山に登る際に糖分補給のためにチョコレートを持参するのはこれを防ぐためです。

東京のとある「赤ちゃんにやさしい病院」（「完全母乳成功のための10カ条」を守っていると認定された病院）では、助産師が危険だと判断した場合には人工乳を飲ませていることがあります。福岡で開業していたころ、その病院から助産師が私のもとに1週間泊まり込みで学びに来ました。そして、「私はこっそり人工乳を飲ませています。でも、飲ませない助産師も多いです」と教えてくれました。

私が住む佐賀県では発達障害の子どもが非常に多くなっています。それはなぜか。佐賀県に隣接する福岡県久留米市には、「赤ちゃんにやさしい病院」として日本で2番目に認定された病院があります。この病院の産婦人科部長に学会でたまたまお会いしたとき、「完全母乳を本当に実現できているのですか」と尋ねました。すると、「できるはずがありません。私たちは裏でこっそり人工乳を飲ませています」と答えられました。

しかし、表向きにはこの病院が完全母乳を実践していることになっています。そこの病院を卒業した助産師たちが佐賀県に来て、完全母乳を広めるのです。佐賀で発達障害の子たちが増えている背景には、このようなこともあるのかもしれません。

私は医師会長に電話し、その病院に「赤ちゃんにやさしい病院」を辞めるよう提言しました。結果的に、その病院はこっそりと「赤ちゃんにやさしい病院」の認定を辞退しました。しかし、辞退した理由が報道されることはありませんでした。

私は報道関係者にも、その病院が「赤ちゃんにやさしい病院」を辞退した理由について取材するべきだと伝えましたが、それも行われていません。その背景には、マスコミもかつて完全母乳やカンガルーケアを新聞やテレビで宣伝していたという事情があるようです。

確かに、かつては完全母乳が推奨されていました。ＷＨＯも厚生労働省もその方針を支持していたため、一般の人々はそれを信じて疑いませんでした。当時は学会発表でもカンガルーケアや完全母乳に関する内容が主流でした。しかし現在、学会ではカンガルーケアはまったく話題にされていません。それは、カンガルーケアが危険であることが明らかになったからです。

学会は国民に対し、「これまで完全母乳とカンガルーケアを推進してきましたが、行き過ぎであることが判明しました」と説明すべきです。また、母乳が出ない初期の数日間にどのように対処すべきかを教える必要があります。

産科医の多くは母乳が生後3日間ほとんど出ないことを知っていますが、教科書で「完全母乳」の長所だけを刷り込まれた学生や助産師たちは、それを知らないことが多いのです。私は、学生や現役の助産師さんたちを招いて完全母乳とカンガルーケアのリスクについて学んでもらいたいと思っています。

この本が、助産師、医学生、妊婦さん、そして多くの人々にとって、新しい参考書となることを心から願っています。

✽〝産婆〟は、出生直後の赤ちゃんの「低体温症」の怖さを知っていた

昔の産婆さんは生まれたばかりの赤ちゃんを「産湯」に入れ、全身を温めていました。「産湯」に入れた方が、チアノーゼ（低酸素血症）が出にくいことを経験から学んでいたのです。それにもかかわらず、現代産科学は産婆さんの知恵を無視して、寒い分娩室でカンガルーケアを導

入し、赤ちゃんを「低体温症」に陥らせているのです。

日本でカンガルーケアが本格的に始まった2007年以降からカンガルーケア中の心肺停止事故が急激に増えました。理由は、「産湯」をやめたために低体温症の赤ちゃんが増え、心臓から肺に行く血管（肺動脈）を収縮させ、赤ちゃんを低酸素血症（肺高血圧症）に陥らせていたからです。心肺停止事故に遭った赤ちゃんは、その後「医療的ケア児」となり、現在チューブにつながれ生かされているのです。産湯に入れていたころには、医療的ケア児はほとんどいませんでした。

カンガルーケア中の心肺停止事故は原因不明ではなく、低体温症が原因だったのです。日本産婦人科医会は心肺停止の原因は分からないと主張しますが、本当は知っていたのです。日本産婦人科医会は患者家族に謝罪するどころか、国民を誤魔化すために、「カンガルーケアには体温上昇作用がある」と嘘の記者懇談会を開催していたのです。嘘の記者会見こそが日本産婦人科医会が「心肺停止の原因は低体温症が原因」であることを知っていた証です。医療における〝嘘〟の記者会見は、犯罪として処遇されるべきです。

ここに佐賀新聞（2024年12月25日）の記事があります。「医療的ケア児、県内に267人 県調査、全市町で確認」の文言を見て驚きました。他県を調べると、県によって医療的ケア児の発生頻度が違うということがわかりました。大分県と佐賀県の違いを見てみましょう。大分県の人口は約120万人（ケア児：約130人）、佐賀県は約80万人（ケア児：267人）。大分県は佐賀県より人口が1・5倍多いのにもかかわらず、「医療的ケア児」は佐賀県の半分です。

令和2年のNHKニュースです。妊娠届けは全国で減少していますが、大分県はマイナス0・6％、佐賀県はマイナス13・7％。この違いは、大分県の保険福祉、産婦人科医、助産師の皆様が出生直後の赤ちゃんの

「低体温症」を防ぐための管理を注意深く行われていることを物語っています。出生直後の赤ちゃんを34℃の保育器に入れる久保田産婦人科で生まれた1万6000人の赤ちゃんには肺高血圧症（心肺停止）は一件も出ていません。なぜならば、温かい保育器に入れられた赤ちゃんの末梢血管は、部屋の温度が温かいため、閉じる必要がなかったからです。心肺停止事故に遭い、赤ちゃんが医療的ケア児になる原因のほとんどは、出生直後の低体温症が原因だったのです。医療的ケア児が多い佐賀県は、原点に返り、周産期医療をただちに見直さなければ、九州で一番早く、少子化で崩壊するでしょう！「乳母神社」の氏子である私は、それを防ぐために佐賀市古湯《ふるゆ》（御殿《みどの》）にSDGs国際予防医学研究会を立ち上げ、産湯（予防医学）の重要性を世界に発信します。

❁予防医学こそが最先端医療

1993年、厚労省が完全母乳哺育を推進したのを契機に日本では発達障害児が急激に増え始めた。そのことから、私は、日本の将来を危惧し、2000年、お産における予防医学の重要性を訴えるために、『THE OSAN—安産と予防医学—』を自費出版しました。出生直後の赤ちゃんの低体温症と母乳が出ない生後3日間の完全母乳に警鐘を鳴らしたこの本の内容は、25年経ったいまも現役です。

『THE OSAN』では、発達障害は出生直後の「低体温症」、SIDSは着せ過ぎによる「熱中症」の予防が大事と記載しています。つまり、発達障害とSIDSの原因は低温環境と高温環境という二つの異なった環境温度で発生しているのです。

発達障害はカンガルーケアが始まってから急激に増えたことを先に述べましたが、同様に、チアノーゼ（低酸素血症）を引き起こす肺高血圧症も低温環境における寒冷刺激が引き金となって発生しているのです。

つまり、分娩室が寒すぎると、発達障害だけでなく、心肺停止事故（医療的ケア児）も増えるリスクが高まります。心肺停止で一旦呼吸・心拍がとまり、脳が重度の低酸素血症状態に陥った赤ちゃんがＮＩＣＵに搬送され、一命をとりとめた結果、「医療的ケア児」になっているのです。

医療的ケア児とは、重度の低酸素血症の後遺症で、呼吸器をつけなければ自分で呼吸を調節できなくなった子どもたちのことです。もちろん、先天的な病気もありますが、私が受け持ったカンガルーケア裁判で、カンガルーケア中に心肺停止になって助かった子どもさんのほとんどが、

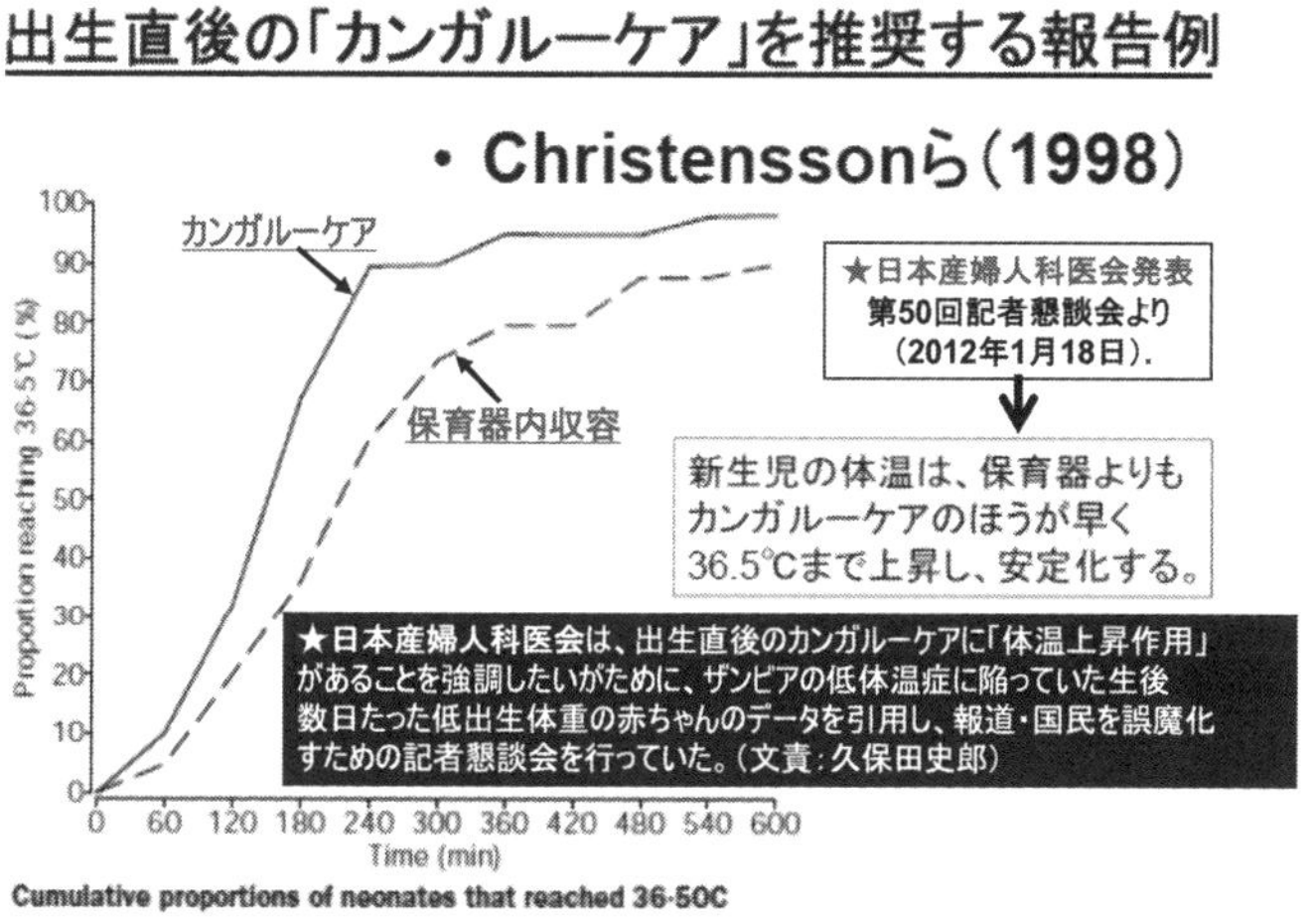

図27：出産直後の「カンガルーケア」を推奨する報告例

現在医療的ケア児になり、ご家族も心を痛めているのです。

最近、医療的ケア児に関するニュースが増えてきましたが、その一因は寒い分娩室でのカンガルーケアがいまだ行われていることにあるのではないかと思われます。このような事態を招いたのが、日本産婦人科医会が記者懇談会で発表した、「カンガルーケアは赤ちゃんを保育器に入れるよりも体温上昇作用が早い」という資料ではないでしょうか。日本とは大きく異なるザンビアでの研究データを使用したこの不適切な資料が事故を増やしているのではないかと私は危惧しています（図27）。

カンガルーケア中に心肺停止事故を起こした病院側は、患者家族に対して心肺停止の原因を説明しなければなりません。病院側の説明は決まって「カンガルーケア中の心肺停止の原因はわかりません。産科医療補償制度の事故調査委員会でも調べてもらっていますが、原因がわからないそうです。委員会でもＳＩＤＳの可能性が強いと考えているようです。原因不明の病気で心肺停止が起こった可能性が強いです。原因不明の病気を調べると乳幼児突然死症候群（ＳＩＤＳ）があります。おそらくＳＩＤＳで心肺停止が起ったものと考えられます」……この説明を聞いた患者家族は、原因がわからなければ仕方がないと諦めざるをえないのです。同医会がカンガルーケアに体温上昇作用があるとするザンビアのデータを引用したのは、心肺停止の原因は低体温症ではないことを主張するためだったと思われます。

「原因不明だからＳＩＤＳ（あるいは乳幼児突発性危急事態〈ＡＬＴＥ〉）の可能性が高いです」……産科医の私がカンガルーケア裁判でのこうした嘘をなぜ見破ったのか——それは「体温博士」の私にとって簡単なことだったのです。この50年、お産の現場で「体温」の研究をしてきた産科医は私以外にいません。私が九州大学から博士号をいただいたときの論文テーマは「環境温度が新生児の体温調節に及ぼす影響」だったのです。

ＳＩＤＳの原因について、私が１９９９年に学会で発表した「ＳＩＤＳはうつ熱（着せ過ぎ）が原因」の資料は、現在Yahooアメリカで

「SIDS Mechanism」で探すと、検索結果のトップクラスにランクされています。私の提唱するＳＩＤＳの発生メカニズムは麻酔科関連の学会では高く評価され、日本小児麻酔科学会、日本臨床体温研究会などで教育講演をさせていただきました。

しかし、厚労省、日本ＳＩＤＳ学会、産科医療補償制度などでは、私の発表した「ＳＩＤＳメカニズム」は無視されてきました。それどころか、厚労省管轄の医系組織（保健所、国立大学病院教授、医師会）からの私の研究（発達障害、ＳＩＤＳ）に対する妨害・嫌がらせや保健所からの度々の立ち入り検査はまるで脅しそのものでした。今でも怪文書が届きます。「事実は小説より奇なり」とはこのことです。

拙著『THE OSAN』では、妊娠・分娩・新生児管理における予防医学の重要性を訴えています。日本ではお産の常識となった出生直後のカンガルーケアと完全母乳を見直さない限り、発達障害・児童虐待・医療的ケア児はこれからも確実に増え続けます。厚労省が本気で少子化を防ぐ気があるならば、出生直後からのカンガルーケアと生後3日間の完全母乳を即刻中止させるべきです。

分娩前に診断がつかない〝かくれ〟高インスリン血症児（新生児の6人に1人）は出生直後の「寒さ」と「飢え」の犠牲となり、発達障害のリスクにさらされているのです。今後、日本で発達障害が増えるか減るかの鍵は、厚労省が出生直後の低体温症と低血糖症を防ぐ予防医学をお産の現場に導入するかどうかにかかっています（図28）。

厚労省が現代産科学の間違いや医会の〝嘘〟をこのまま放置すれば、日本は必ず崩壊します。このたび出版した本書『発達障害の原因は【お産の現場】にあった！』が発達障害、児童虐待、医療的ケア児の予防、そして国難の少子化対策に役に立つことを切に願っております。

出生直後のカンガルーケアは百害あって一利なし

	出生直後のカンガルーケア	久保田式の「温める」ケア
新生児管理 （体温への影響）	出生直後のカンガルーケア ×「冷やす」ケア	生後2時間、保育器内で管理 ◎「温める」ケア
環境温度	24℃〜26℃ ×児に寒過ぎる⇒低体温症	34℃⇒30℃（保育器に2時間） ◎児に快適⇒恒温状態
寒冷刺激 （胎内と胎外の温度差）	★約 13℃（危険） ×アドレナリン（↑）⇒肺動脈収縮	◎約 4℃（安全） ◎恒温状態（呼吸循環動態の安定）
児の体位 窒息の危険性	“うつ伏せ寝” ×窒息の危険性（＋）	“仰向け寝” ◎窒息（−）
児の観察項目	全身状態の観察 ：不可能 ×顔の一部しか見えない（危険）	呼吸状態・色・筋緊張の観察 可能 ◎異状の早期発見（安全）
児を管理する人	母親・家族（素人）	医師・助産師・看護師（プロ）
自律神経系 （体温調節を優先）	×交感神経優位⇒ アドレナリン（↑） ×冷え症➡持続的な末梢血管収縮	◎交感・副交感神経のバランス 正常 ◎自律神経の安定（恒温状態）＝安全
臨床像の違い （寒冷刺激の影響）	×低体温症を促進 ×チアノーゼ（肺高血圧症）を促進 ×低血糖症（↑）⇒発達障害（↑） ×重症黄疸（↑）⇒発達障害（↑）	◎低体温症を防止 ◎チアノーゼ（肺高血圧症）を予防 ◎低血糖症（↓）⇒発達障害予防 ◎重症黄疸（↓）⇒発達障害予防

久保田産婦人科麻酔科医院　久保田史郎　8/6/2013

図28：久保田式の予防医学こそが最先端医療

とくに周産期医療においては「予防医学」なしで国連SDGs（MDGs）の開発目標達成は不可能であることが、私の半世紀に及ぶ研究でわかりました。MDGs（2000〜2015年）の8項目は偶然にも私の研究内容そのものであり、それをすべて解決する道筋も明らかにしました。日本産婦人科医会は周産期医療において病気を防ぐ予防医学こそが最先端医療であることを認識され、再生の道に進まれることを願っています。お産に予防医学の導入を一番待ち望んでいるのは、これから日本で生まれてくる赤ちゃんたちなのです。

❁日本の少子化を考える

何度も申し上げてきたように、発達障害を防がなければ、少子化に歯止めをかけることはできません。日本産婦人科医会がこれからも久保田論文を無視し続けるならば、日本では発達障害・医療的ケア児が増え続け、10年以内に少子化と移民の増加によって人口減少にとどまらず、日本の伝統や文化、そして日本人の魂や正義までもが壊れていくでしょう。そんな日本にはなってほしくない、そんな日本を見たくもない。だから私はこの本を覚悟して出版することにしたのです。

トランプ大統領の側近、イーロン・マスク氏も日本の少子化を大変危惧されています。そのマスク氏が、日本の「八紘一宇《はっこういちう》（全世界を一つの家のようにすること）」と「わび」「さび」についてXに投稿されていました。その内容から推測すると、同氏も日本人の正義心が失われるのを憂いておられるのではないでしょうか。正義と信頼、おもてなしこそが日本人の原点です。日本再生の道に向かって皆様も一緒に立ち上がりましょう。そして日本から世界を変えていきましょう。

初代・神武天皇は、人類史上はじめて世界平和宣言をされた方です。その神武天皇の母親（玉依姫命＝天照大御神）は安産と水の神様として知られていますが、神武天皇の妻（奈留多姫命＝卑弥呼）は〝胎教〟の神様として有名です。玉依姫命は息子の神武のお嫁さんに〝胎教〟の大切さを伝えておられたのです。現代の妊婦さんは仕事に追われ、忙しさのあまり妊娠中の胎教の喜びを見失っておられるのではないでしょうか？

一生の中で、一番美しく、輝いているはずの妊娠生活を、仕事に追われて過ごすのはもったいないです。お腹の中の赤ちゃんはお母さんとの会話を待っているはずです。私は、当院で出産された1万6000人のお母さんから胎教の重要性を学びました。出産の喜びを知った母の力は偉大に見えました。だから日本の女性は優しく、強くなれるのです。妊婦の皆様に是非伝えたいことがあります。

【妊娠と分かったときから、育児はもう始まっています】

【貴女は、もう〝お母さん〟なのです】

子宮内の〝胎児〟を守るために、良いお産をするためには、何に注意すればよいのか、本書末尾の産科医・久保田史郎からのメッセージで読んでいただければ幸いです。

✿先進国で少子化が進むのは何故？

先進国で少子化が進むのはどうしてなのでしょうか？（図29）それは分娩室の温度が赤ちゃんファーストではなく、衣服を着た大人に快適な温度に調整されているからです。発達障害（低血糖症）を防ぐためには、分娩室の温度を大人ではなく、赤ちゃんに快適なものに設定することです。それだけで、発達障害・医療的ケア児は明日から減り始めます。久保田式の発達障害防止策を自然に取り入れているのが、温暖で、貧困を抱え、空調設備がない開発途上国です。

■開発途上国で発達障害が増えない理由

1. 空調設備（冷房）がないため、分娩室が温かく、「低体温」になりにくい。
2. 貧困のため、高インスリン血症児が少なく、「低血糖」になりにくい。
3. 温暖で冷え性の妊婦が少ないため、母乳分泌が良好であり「飢餓」になりにくい。

空調設備がない温暖な開発途上国では、出生直後の「低体温」と「飢餓」を自然に防いでいたのです。昔、日本に発達障害が少なかったのは、「産湯」で身体を温め、「乳母」が〝飢餓〟を防いでいたからです。また、当時はカロリーの高いご馳走やチョコレート、アイス、ケーキなど、糖分の高いデザートがなかったことから、当然高インスリン血症の赤ちゃんはいなかったはずです。

私が１９８３年の開業当初から妊婦さんの体重管理を厳しく行い、運

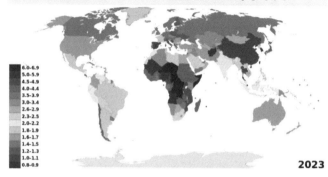

2023年の世界各国の合計特殊出生率。2.07を下回っている国の人口は自然減していく　Photo: Korakys, CC BY-SA 4.0, via Wikimedia Commons

図29：先進国で少子化が進むのは何故か？

動（水中散歩）を積極的に推奨したのは、妊娠中の太りすぎと赤ちゃんの高インスリン血症を防ぐためだったのです。

私は40年前から新生児の〝低血糖症〟が「原因不明の脳機能障害」の子どもを増やすことを予測し、開業と同時に低血糖症を防ぐための臨床研究を始めました。私の予測は見事に当たっていました。私が予測した原因不明の脳障害、それが発達障害（自閉症）という病名で現代社会に暗い影を落としているのです。昔の産婆さんは「産湯」をなぜ沸かしていたのか、天皇家にはなぜ「乳母制度」があったのか、それがわかれば日本の発達障害の増加、そして少子化に歯止めがかかるはずです。

久保田史郎から、妊婦の皆様へのメッセージ

■何ごとも最初が肝心

ご妊娠おめでとうございます。

子宮内の胎児の発育を、花や果実にたとえてみましょう。

あなたは胎児の種を胎盤という畑に植えたのです。赤ちゃんの種（胎芽）が畑（胎盤）で立派に育つためには、十分な水と肥料、そして太陽の光が必要です。太陽が身体を温め、胎盤（畑）の血流を良くし、胎芽を成長させます。太陽と同じ働きをするのが「睡眠」です。睡眠を十分にとると血管が開き、子宮胎盤に流れる血液が増え、立派な畑（胎盤）に育っていくのです。美味しい果実やきれいな花を咲かせるには、まず畑の手入れが何より大事です。何ごとも最初が肝心、とくに胎盤（畑）

ができはじめる着床時期ほど畑の管理が必要なのです。

妊娠初期はなぜかウトウト眠くなります。それは卵巣から黄体ホルモンが出て、胎盤（畑）に水・肥料・太陽を与えるためと理解してください。胎児が順調に発育するためには、胎児に酸素と栄養を届ける胎盤が健康でなければなりません。その胎盤が順調に発育し、正常に機能するかどうかは、妊婦さんの生活習慣にかかっています。元気な赤ちゃんを産むためには、皆様がまず正しい食習慣、十分な睡眠、適度な運動、快適な環境（温度）を確保することが必要であるとわかっていただけると思います。

畑に花の種をまいても、管理が悪ければきれいな花は咲きません。手入れが良ければ枯れることもなく、10カ月できれいな花に成長するのです。超音波で胎児の畑（胎盤）を観察すると、私には畑の管理が上手かどうかが見えてきます。最近は高齢出産が増えましたが、畑の管理が良ければ立派な花を咲かせることができます。たとえ40歳の高齢出産でも、畑の管理が良ければ30歳の畑（胎盤）に若返りするのです。20歳代の若い妊婦さんでもタバコを吸ったり、睡眠不足になったりすると、畑の胎盤は逆に高齢化するのです。最近の赤ちゃんが小さくなった理由は、畑（胎盤）の管理がおろそかになっているからだと思います。約43年間、超音波で胎盤を観察してきた私は、胎児を育てる胎盤には年齢とは別の「胎盤年齢」があると実感しています。胎児が元気にすくすく育つには、毎日の畑（胎盤）の手入れが重要であり、皆様の生活習慣が赤ちゃんにやさしいかどうかにかかっているのです。私の医院で赤ちゃんたちが元気に生まれてきたのは、お母さんが「胎児の主治医は私」という自覚を持って体調管理、生活習慣の改善に全力で取り組んでおられるからこそだと感謝しています。

〈久保田史郎のホームページ紹介〉

ネットで次ページの項目を検索すると、久保田史郎の研究内容を詳しく見ることができます。

以前は、「発達障害」「乳幼児突然死症候群」「少子化対策」を検索すると、久保田の資料がトップにランクされていましたが、8年くらい前からすべて削除されてしまいました。現在は「発達障害」に加え、「久保田史郎」を入力していただくとすべて出てきます。最後の「★東京図書」「★小学館」の本も誰かの圧力で発売禁止になっています。この本『発達障害の原因は【お産の現場】にあった！』が禁書にならないことを祈るだけです。本文の図表が見えにくい方は、久保田予防医学研究所のホームページ（下記QRコードよりアクセスください）に掲げますので、ご自由にコピーされてください。もちろん無料です。

▼久保田予防医学研究所ホームページはコチラ

■以下検索項目

・久保田史郎
・発達障害　久保田史郎
・乳幼児突然死症候群　久保田史郎
・日本の少子化対策　久保田史郎
・無痛分娩　久保田史郎
・妊婦の水中散歩　久保田史郎
・重症黄疸　久保田史郎
・児童虐待防止法について　久保田史郎
・新型コロナ対策の落とし穴　久保田史郎
・久保田予防医学研究所
・安産大学
・SIDSのメカニズム
・本当は怖い 妊婦の冷え性

・乳幼児突然死症候群は原因不明の病気ではない
・出生直後のカンガルーケアの危険性
・検証　カンガルーケア裁判
・急増する発達障害を防ぐために 新生児を低体温と低血糖から守れ！
・自律神経は万能ではない
・歴史に学ぶ産湯と乳母
・歴史でつなぐ日本人の魂―神武天皇と八紘一宇―
・水と空気に着目した予防医学
・天使の希水　久保田史郎
・久保田史郎の動画
★妊婦と赤ちゃんに学んだ冷え症と熱中症の科学（東京図書）
★カンガルーケアと完全母乳で赤ちゃんが危ない（小学館）

〈久保田史郎のこれから〉

私が代表を務める株式会社「風《かぜ》」が佐賀市富士町古湯の笹沢左保記念館を譲り受けました。跡地に「ＳＤＧｓ国際予防医学研究会」を設立し、「久保田史郎の安産大学」を２０２５年９月に開校することを目指し、只今準備中です。初代神武天皇と母親の玉依姫命（安産の神様）が過ごされた、有名な温泉と厳島神社のある古湯（御殿）から予防医学の重要性をＺｏｏｍで発信します。ご関心のある方は、久保田予防医学研究所のホームページをご覧ください。

▼久保田史郎や安産大学についてのお問い合わせはこちらから

久保田史郎（くぼた しろう）
SDGs 国際予防医学研究会代表
元久保田産婦人科麻酔科医院理事長
医学博士／日本産科婦人科学会専門医／麻酔科標榜医

1970年に東邦大学医学部を卒業後、九州大学麻酔科学教室および産婦人科学教室に入局。1981年から1983年まで福岡赤十字病院に勤務。

麻酔医の視点から見て、現代のお産が科学的ではないことに気づく。日本のお産の常識が非常識であることを知り、すぐに開業の準備を開始。1983年、福岡市に久保田産婦人科麻酔科医院を開業。これまでに２万人以上の赤ちゃんを取り上げる。「予期せぬ病気の防止」を専門とし、その間、医療事故は０件。

また、麻酔医として専門知識に基づき、開業前から**出生直後の赤ちゃんの低体温症**の危険性について学会で何度も発表。主な研究は「環境温度が新生児の体温調節機構に及ぼす影響」。**他の産婦人科医に先駆け、お産に「予防医学」をいち早く取り入れる。**

本書のタイトル『発達障害の原因は【お産の現場】にあった！』は、実は25年前の2000年に考えていた題名であったが、当時は発表が及ぼす影響が懸念され、表に出すことができなかった。そこで、題名を変え『安産と予防医学 －THE OSAN－』を自費出版する。本の中身は、25年経った今もピカピカの現役。今回、本書を執筆したのは、**国を守るための「医療改革」のあり方、発達障害の「真実」、さらに「予防医学」こそが最先端医療**であることを、厚生労働省、日本産婦人科医会、助産師会、保健所、そして全国の皆様に伝えなければ日本は崩壊すると予測したからである。

■公式ホームページ
久保田予防医学研究所
http://www.s-kubota.net

ゴッドハンド産科医、覚悟の緊急レポート
発達障害の原因は【お産の現場】にあった！
カンガルーケアと過剰な完全母乳が赤ちゃんの脳をおびやかす

第一刷　2025年3月31日

著者　久保田史郎

発行人　石井健資
発行所　株式会社ヒカルランド
〒162-0821 東京都新宿区津久戸町3-11 TH1ビル6F
電話 03-6265-0852 ファックス 03-6265-0853
http://www.hikaruland.co.jp info@hikaruland.co.jp
振替　00180-8-496587

本文・カバー・製本　中央精版印刷株式会社
DTP　株式会社キャップス
編集担当　小澤祥子

ISBN978-4-86742-488-9

＊ご案内の価格、その他情報は発行日時点のものとなります。

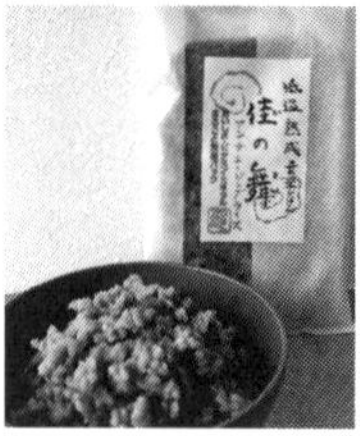

低温熟成玄米ごはん「佳の舞」

名称：米飯
商品説明：体の元気を取り戻す、もちもちの低温熟成玄米ご飯！
原材料名：淡路島産を中心とした有機栽培米を使用、玄米、あずき、黒米、藻塩（淡路島産）
アレルギー成分：なし
内容量：200g
賞味期限：１年（直射日光を避け、常温保存してください）

【お召し上がり方】

温めなくても美味しく食べられるよう工夫して作っています（非常食扱い商品）。温めてお召し上がりいただく際は……

■電子レンジの場合（500W～600W）：内袋に２、３箇所小さい穴をあけ、約１分～１分30秒加熱してください。加熱直後は熱くなりますのでお気を付けください！

■湯せんの場合：沸騰したお湯の中に内袋をそのまま入れ、約３～４分温めてお召し上がりください。

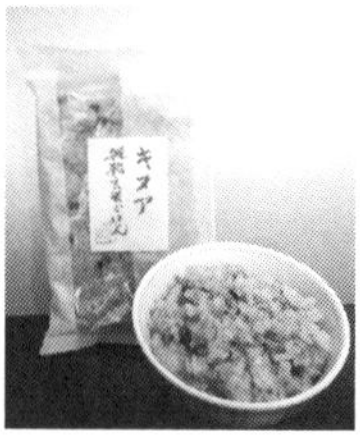

キヌア雑穀玄米ごはん

名称：米飯
商品説明：今話題のキヌアを製品化しました！　NASA も注目しているキヌアは、栄養価が高くバランスのとれた食材で、カルシウム・マグネシウム・鉄分を多く含み、ダイエット・美肌効果と女性の大きな味方です!!　アンデスの「金の穀物」と呼ばれるキヌアは、ボリビア政府から妊産婦の方々に体力をつけるため無償で配布されるようです。
原材料名：玄米（国産）、５分づき玄米（国産）、赤米（国産）、黒米（国産）、キヌア（ボリビア産）、もちきび（国産）、もちあわ（国産）、藻塩（淡路島産）
アレルギー成分：なし
内容量：200g
賞味期限：１年（直射日光を避け、常温保存してください）

【お召し上がり方】

■電子レンジの場合：内袋に２～３箇所小穴を開けて、約２分間加熱して下さい。

■湯せんの場合：沸騰したお湯の中に、内袋をそのまま入れ、約５～６分温めて下さい。

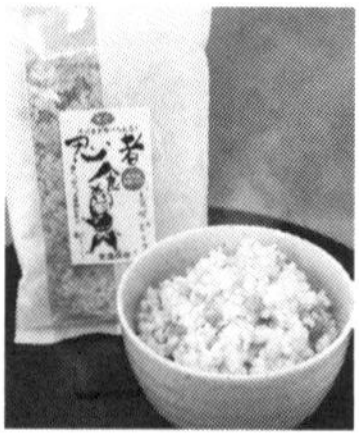

忍者食（玄米ピラフ）

名称：米飯
商品説明：にんじん・青豆・コーンに淡路島の玉ねぎをたっぷり入れ、コンソメ味に仕立てて食べやすくしました!!
原材料名：玄米（国産）、赤米（国産）、黒米（国産）煎り大豆（淡路島産）、味噌、藻塩（淡路島産）
アレルギー成分：なし
内容量：200g
賞味期限：１年（直射日光を避け、常温保存してください）

【お召し上がり方】

温めなくても美味しく食べられます（非常食推薦）。

■電子レンジの場合（500～600w）：内袋に２～３箇所小穴を開けて、約１分～１分30秒加熱して下さい。

■湯せんの場合：沸騰したお湯の中に、内袋をそのまま入れ、約３～４分温めて下さい。

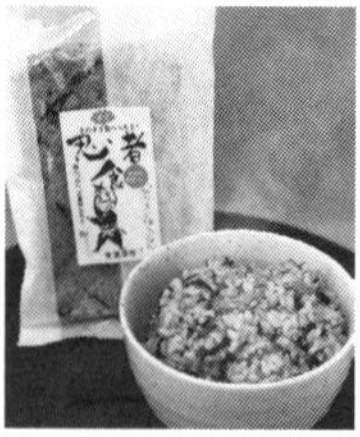

忍者食（ひじきごぼうごはん）

名称：米飯
商品説明：淡路島の海岸で採れたひじきをたっぷり使用しています。ひじきにはミネラル・ビタミン類・カルシウム・マグネシウム・リン・鉄分、そして食物繊維が多く含まれ、血行促進・貧血予防などたくさんの効能があります。
原材料名：玄米（国産）、赤米（国産）、黒米（国産）煎り大豆（淡路島産）、味噌、藻塩（淡路島産）
アレルギー成分：小麦、大豆
内容量：200g
賞味期限：１年（直射日光を避け、常温保存してください）

【お召し上がり方】

忍者食（玄米ピラフ）と同上

みらくる出帆社
ヒカルランドの

ITTERU BOOKS

イッテル本屋

ヒカルランドの本がズラリと勢揃い！

　みらくる出帆社ヒカルランドの本屋、その名も【イッテル本屋】。手に取ってみてみたかった、あの本、この本。ヒカルランド以外の本はありませんが、ヒカルランドの本ならほぼ揃っています。本を読んで、ゆっくりお過ごしいただけるように、椅子のご用意もございます。ぜひ、ヒカルランドの本をじっくりとお楽しみください。

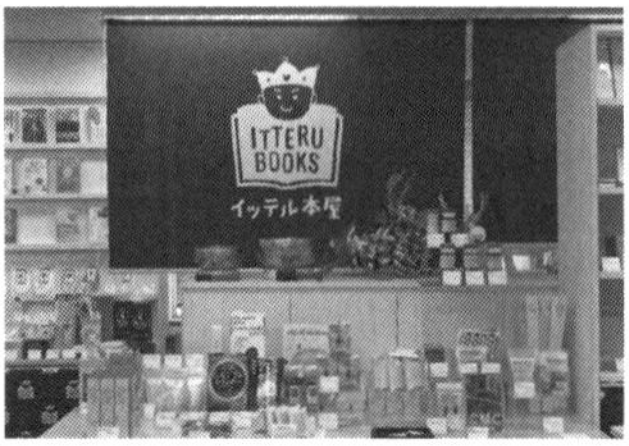

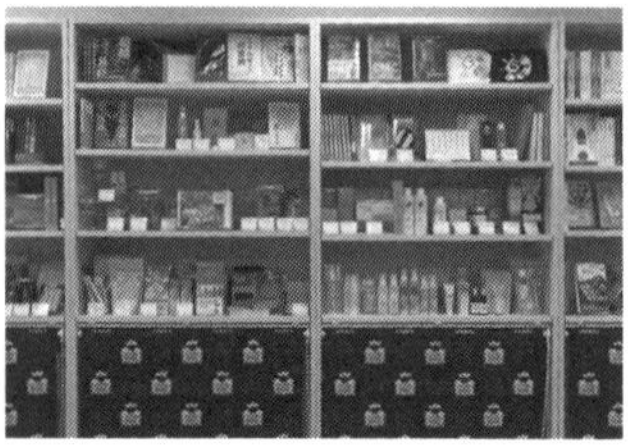

ネットやハピハピ Hi-Ringo で気になったあの商品…お手に取って、そのエネルギーや感覚を味わってみてください。気になった本は、野草茶を飲みながらゆっくり読んでみてくださいね。

〒162-0821 東京都新宿区津久戸町3-11 飯田橋 TH1ビル7F　イッテル本屋

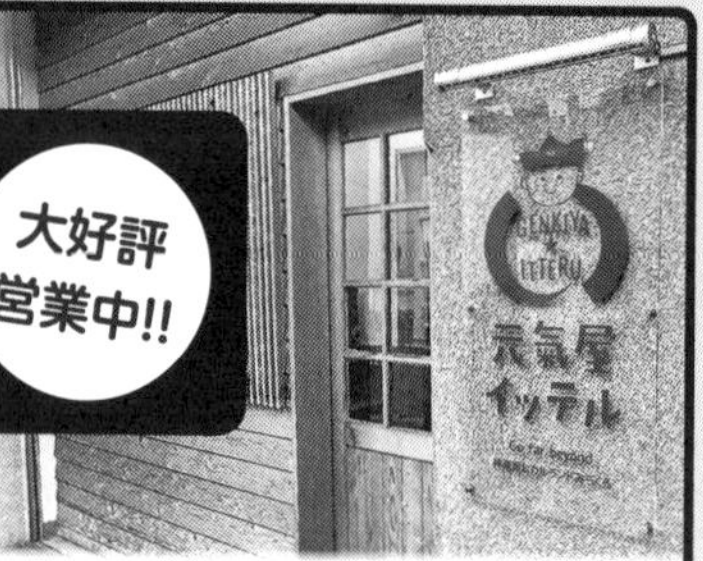

GENKIYA
ITTERU
元氣屋
イッテル

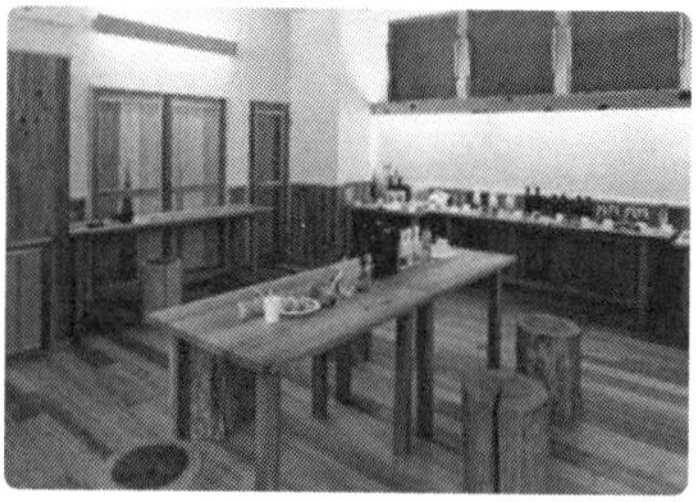

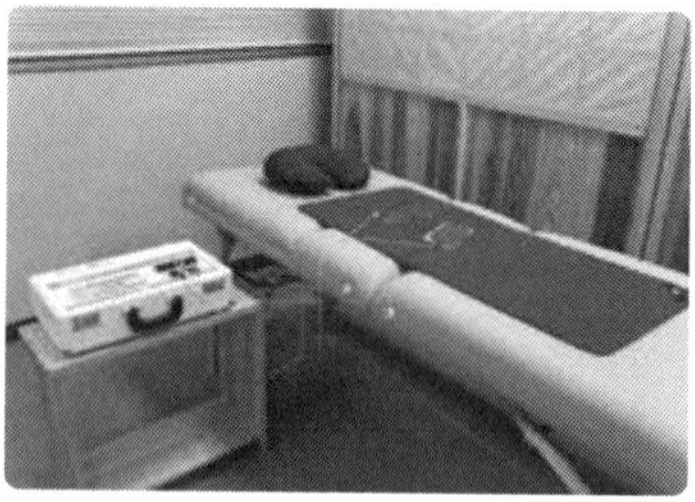

ヒカルランド　好評既刊！

地上の星☆ヒカルランド　銀河より届く愛と叡智の宅配便

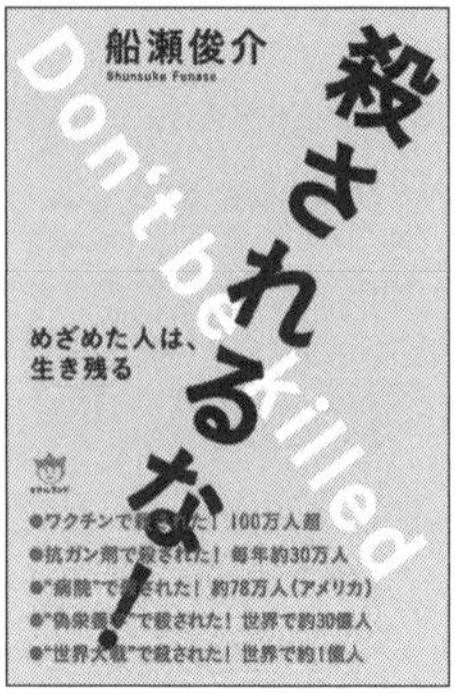

殺されるな！
めざめた人は、生き残る
著者：船瀬俊介
四六ソフト　本体 3,000円+税

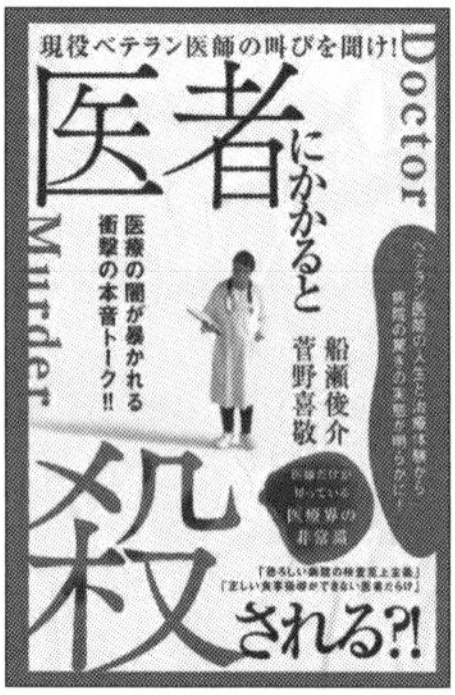

医者にかかると殺される?!
現役ベテラン医師の叫びを聞け！
著者：船瀬俊介／菅野喜敬
四六ソフト　本体 2,300円+税

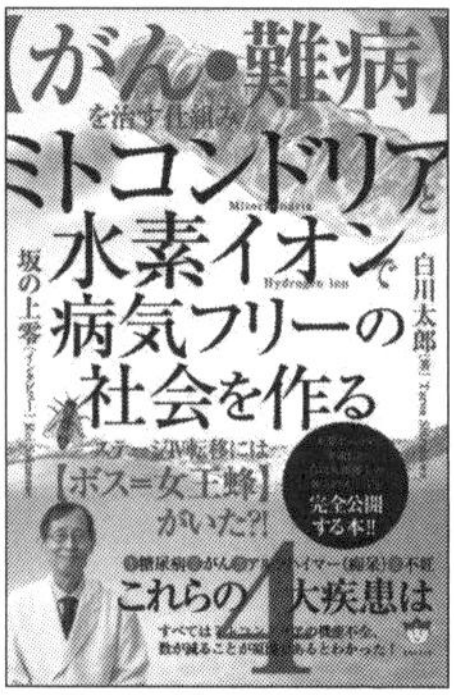

【がん・難病】を治す仕組み
ミトコンドリアと水素イオンで病気フリーの社会を作る
ステージⅣ転移には【ボス＝女王蜂】がいた?!
著者：白川太郎／坂の上零
四六ソフト　本体 2,200円+税

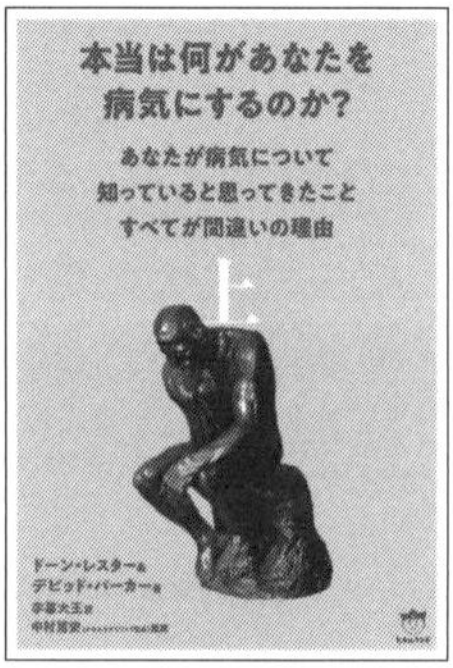

本当は何があなたを病気にするのか？　上
あなたが病気について知っていると思ってきたことすべてが間違いの理由
著者：ドーン・レスター＆デビッド・パーカー
訳者：字幕大王
推薦：中村篤史
Ａ５ソフト　本体 5,000円+税

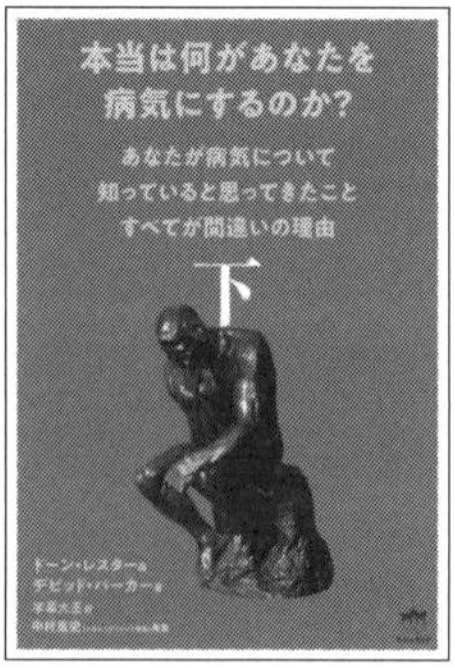

本当は何があなたを病気にするのか？　下
あなたが病気について知っていると思ってきたことすべてが間違いの理由
著者：ドーン・レスター＆デビッド・パーカー
訳者：字幕大王
推薦：中村篤史
Ａ５ソフト　本体 5,000円+税

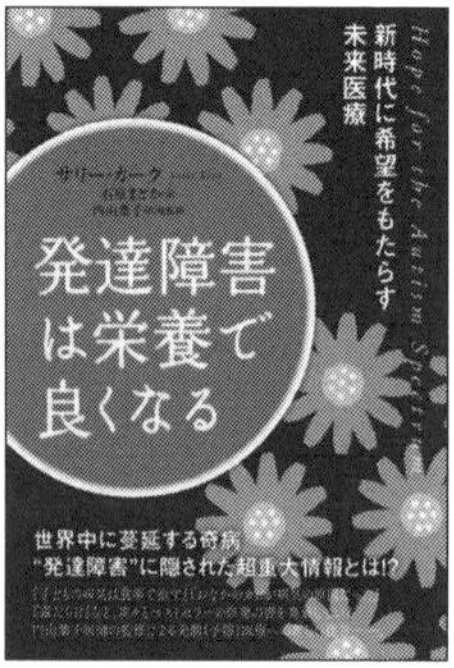

発達障害は栄養で良くなる
新時代に希望をもたらす未来医療
著者：サリー・カーク
訳：石原まどか
医療監修：内山葉子
Ａ５ソフト　本体 3,333円+税